„Die drei wichtigsten Fragen im Leben:
Was esse ich zum Frühstück?
Was zu Mittag?
Und was am Abend?“

Über den Autor:

Philipp Homer Graff, geboren 1981 bei Luxemburg, geht seit über 15 Jahren der Frage nach, was besonders gesunde und langlebige Menschen auszeichnet. Stets hält er sich mit aktuellen Studien in international anerkannten, wissenschaftlichen Fachzeitschriften zum Thema Gesundheit und Langlebigkeit auf dem Laufenden. Die so gewonnenen Erkenntnisse nutzt er für seine Bücher. Der diplomierte Wirtschaftswissenschaftler arbeitete bereits im Management eines internationalen Lebensmittelkonzerns. In seinem Studium beschäftigte er sich u.a. mit Gesundheitsökonomie. Er ist Unternehmer, Berater/Coach und Autodidakt.

Philipp Homer Graff

Vorbild MUTTER MILCH

Lernen von der einzigen Nahrung, die nur für uns gemacht wurde.

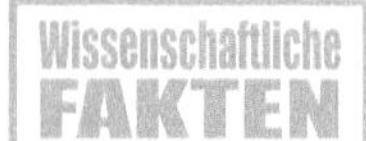

IMPRESSUM

Kontakt: info@moretimeonearth.com

Inhalt

„Wir sind Primaten,
wir pinkeln, kacken,
trinken und essen.“

Hervé This

Einführung

Wie verrückt, fast krampfhaft, suchen wir nach einer optimalen Ernährung. Dabei überwiegen der Glaube, Traditionen und Gewohnheiten. Die massenhaft vorhandenen wissenschaftlichen Fakten geraten völlig in den Hintergrund. Sonst gäbe es nicht so viele fast religiös angepriesene Ernährungsformen, wie z.B. LowCarb oder Paleo. Das meiste basiert dabei auf wenig aussagekräftigen Einzelstudien oder gar nur auf einer Vermutung eines Einzelnen und wird dann auf den sozialen Medien kurzfristig, vielleicht sogar mittelfristig, gehypt, um ein Jahr später wieder von einem neuen Trend abgelöst zu werden oder ein alter Trend, wie die Atkins Diät wird als neuer Trend, als LowCarb, verkauft.

Hervé This, Professor am renommierten Pariser INRA-Institut, hat das Verhalten der Menschen bzgl. der Ernährung vortrefflich zusammengefasst. »Wir sind Primaten, wir pinkeln, kacken, trinken und essen«, sagt This. »Primaten haben Angst vor Neuem. Sie essen, was sie als Kinder kennengelernt haben. Die Leute an der Côte d'Azur wollen Olivenöl, die in der Normandie Sahne. Ich habe einen Freund, der erforscht Affen. Er hat zwei Gruppen beobachtet, sie lebten durch einen Fluss getrennt. Die links vom Fluss wuschen ihre Kartoffeln im Wasser, die rechts nicht.

So sind wir. Wir leben in einer Gruppe und tun, was die anderen tun. Es ist unsere Kultur.« [1]

Was ist die ideale Nahrung für den Menschen? Die einzige Nahrung, die nur für uns Menschen über Millionen von Jahren in unserer Evolutionsgeschichte optimiert wurde, um unsere Bedürfnisse an Nährstoffen, wie Proteinen oder Kohlenhydraten, in perfekter Weise zu befriedigen: menschliche Muttermilch! Die Komposition der Muttermilch zeigt uns, welche Stoffe wir in welchem Verhältnis benötigen, und weist uns den Weg zu einer optimalen Ernährung.

Die wichtigste Entscheidung im Leben ist die Frage, was man essen soll. Denn diese entscheidet über ein vitales und langes Leben oder über einen vorzeitigen Tod. Paradoxerweise wird genau diese lebenswichtige Entscheidung alles andere als rational gefällt: Man hört von Bekannten, dass diese und jene Diät so toll für die Gesundheit sei, schnappt in den Medien oder von sogenannten Experten diverse, selbst erfundene (oder auf Einzelstudien oder Tierversuchen basierende) Ernährungsratschläge auf, und verrückterweise setzen eine ganze Menge Leute solche Diäten sogar in die Tat um. Derweil wird selbst bei einer Kaufentscheidung für ein Auto nach mehr Beweisen (Verbrauch, Kilometerstand, TÜV, Leistung, usw.) gefragt. Was wir also für eine der wichtigsten Entscheidungen überhaupt brauchen sind wissenschaftliche Beweise und Fakten. D.h. wann immer ein neuer Ernährungstrend auftaucht, fordern Sie seriöse, wissenschaftliche Beweise ein! Und lassen Sie sich nichts erzählen, lassen Sie sich die Studien (zumindest die Quellen) zeigen und zögern Sie nicht in den Studien nachzulesen! Und genau darauf, auf wissenschaftlichen Fakten, ist das vorliegende Buch aufgebaut.

Von der Muttermilch ausgehend, als für jeden nachvollziehbare Grundlage, wird die gesündeste Ernährung auf Basis von über 90 renommierten, wissenschaftlichen Ernährungsstudien erläutert. Erfahren Sie, welche wesentlichen Nährstoffe von Proteinen und Kohlenhydraten bis hin zu Fetten, Vitaminen und Mineralstoffen Sie in welcher Art und Menge benötigen, um ein maximal vitales Leben ohne chronische Krankheiten führen zu können.

Im vorliegenden Buch wird der Fokus auf Studien gelegt, welche einerseits auf klinischen Studien am Menschen selbst fußen und andererseits mehrfach ähnliche Studien eben diese Ergebnisse untermauern. Die Unabhängigkeit der Forscher wurde ebenfalls überprüft. Sollte dennoch eine Studie offensichtlich von Lobbyisten finanziert worden sein, wird diese nur erwähnt, wenn unabhängige Folgestudien diese bestätigen.

Proteingehalt in Muttermilch

Immer wieder hören wir, dass wir gar nicht genug Protein verzehren könnten. Manch einer setzt gar auf Protein als Hauptenergiequelle. Die Komposition der menschlichen Muttermilch zeigt allerdings in eine völlig andere Richtung. Gerade einmal 6% der Kalorien stammen von Eiweißen![2] Natürlich wiegt ein Erwachsener etwa 10 mal mehr als ein Baby, was noch mit Muttermilch versorgt wird, und ein etwas höherer Proteinkonsum ist daher sicherlich gerechtfertigt. Andererseits sind die Babys auch in dieser Zeit in einer enormen Wachstumsphase, welche Proteine verzehrt und bei Erwachsenen nicht mehr existiert.

Vergleicht man den Proteingehalt der Milch verschiedener Säugetiere, fällt auf, dass die menschliche Milch den mit am geringsten Proteingehalt besitzt. So enthält Kuhmilch die vierfache Menge an Aminosäuren, Schafsmilch die sechsfache Menge, Katzenmilch die neunfache Menge und Rattenmilch gar mehr als die zehnfache Menge an Proteinen.[2] Unser Körper ist ganz offensichtlich – im Gegensatz zu Raubtieren, wie z.B. Katzen – nicht auf Protein, als Hauptenergiequelle angewiesen. Bei uns Menschen sind Eiweiße ein wichtiger Bestandteil einer ausgewogenen Ernährung, aber ganz sicher nicht der Mittelpunkt. Wenn sogenanntes hochwertiges Eiweiß der wichtigste Nährstoff (wie es teilweise immer noch propagiert wird) wäre, und uns in der Evolutionsgeschichte des Menschen geholfen hätte, unsere großen Gehirne zu entwickeln, würde sich diese Bedeutung auch in der Zusammensetzung der Muttermilch dementsprechend widerspiegeln, v.a. da die frühe Kindheit die Zeit unseres schnellsten Wachstums ist. Genau das ist aber, wie wir erfahren haben, ganz offensichtlich nicht der Fall.

Gerade einmal 0,8 bis 0,9 g pro kg Körpergewicht (ausgehend vom Idealgewicht) pro Tag braucht ein erwachsener Mensch. D.h. bei z.B. 60 kg Körpergewicht liegt die optimale Eiweißmenge bei 48 bis 54 g. Und diese empfohlene Menge ist keine Vermutung eines einzelnen Wissenschaftlers, sondern beruht auf einem weltweiten Konsens in der Wissenschaft.[3] Tatsächlich leiden mehr Menschen an den Folgen von Eiweißüberschuss als an Eiweißmangel. Die Nebenwirkungen, welche mit einer langfristigen eiweißreichen Ernährung und einem hohen Fleischkonsum einhergehen, beinhalten u.a. Störungen des Knochen- und Kalziumhaushalts, Störungen der Nierenfunktionen, ein hohes Krebsrisiko, Störungen der Leberfunktionen und ein deutliches Fortschreiten von koronaren Herzerkrankungen.[4] Daher existiert bis dato keine seriöse wissenschaftliche Grundlage eine proteinreiche Ernährung, welche den empfohlenen Tagesbedarf überschreitet, zu empfehlen, v.a. in Anbetracht der erheblichen gesundheitlichen Risiken und Nebenwirkungen.[4]

Eine großangelegte Studie der University of Southern California, welche 6.000 Menschen (alle älter als 50 Jahre) für einen Zeitraum von zwei Jahrzehnten beobachtete, bestätigte das Problem eines Eiweißüberkonsums eindeutig: Die Sterbewahrscheinlichkeit war 75% höher und das Risiko an Krebs zu sterben vervierfachte sich. Das Risiko an Diabetes zu sterben, war gar bei der Gruppe mit dem höchsten Eiweißkonsum 73-fach so hoch und bei der Gruppe mit moderatem Eiweißkonsum immer noch 23-fach so hoch, wie bei Menschen, welche sich an die empfohlene Tagesmenge von Eiweiß halten.[5] War das Protein jedoch nicht tierischen Ursprungs, sondern pflanzlichen verringerten sich die Risiken oder verschwanden teilweise sogar ganz.[5] Das eindeutige Ergebnis der Studie veröffentlichte die Universität in ihrer Pressemitteilung unter folgendem Titel: „Fleisch und Käse können für Sie genauso schlecht sein, wie Rauchen." Auf Grund des deutlich erhöhten Sterberisikos macht der Vergleich mit dem Rauchen durchaus Sinn. Viele sagen jetzt, das ist ja klar, denn mit hohem Fleischkonsum ist meist auch ein hoher Fettkonsum verbunden, doch die Forscher konnten eindeutig zeigen, dass hier der Übeltäter die tierischen Proteine sind und mal nicht allein das Fett.[5]

Offensichtlich ist ein geringer Eiweißkonsum (z.B. knapp 50 g für einen 60 kg wiegenden Erwachsenen pro Tag) empfehlenswert, trotzdem befürchtet manch ein Veganer und auch einige Vegetarier, dass sie zu wenig Eiweiß bekämen. In einer der größten Studien zum Thema pflanzliche Ernährung mit über 70.000 Teilnehmern (darunter u.a. Nicht-Vegetarier, Vegetarier und Veganer) wurde genau das u.a. untersucht. Das Ergebnis: Im Durchschnitt nehmen nicht nur die Nicht-Vegetarier zu viele Proteine zu sich, sondern auch die Vegetarier und Veganer liegen 70 % über den Proteinmengen, welche sie tatsächlich bräuchten.[6] Es ist schon merkwürdig, dass immer wieder soviel über die Wichtigkeit von Proteinen diskutiert wird, wenn fast kein Mensch in der modernen Zivilisation an Eiweißmangel leidet. Ganz im Gegenteil Eiweißüberkonsum ist eher das Problem. Vegetarier und Veganer bekommen reichlich gesundes Protein aus z.B. Bohnen und anderen Hülsenfrüchten.

Man sollte sich lieber auf die Ernährungsbereiche konzentrieren, wo Defizite in vermutlich 90 % der Bevölkerung bestehen: Ballaststoffe und Vollkornprodukte, grünes Gemüse und Obst und Gemüse im Allgemeinen, Bohnen, Hülsenfrüchte, Nüsse und Samen. Und hier kommt wieder die oben erwähnte groß angelegte Studie ins Spiel: Bei Nicht-Vegetariern besteht bei fast 100 % ein Mangel an der empfohlenen Ballaststoffmenge, wohingegen Vegetarier ausreichend Ballaststoffe zu sich nehmen und Veganer gar dreimal mehr konsumieren als der Durchschnitt.[6] Das Thema Proteinmangel bei Vegetariern und Veganern ist, wie wir gesehen haben, hinfällig, wohingegen z.B. Ballaststoffmangel bei Nicht-Vegetariern ein ernstes Thema ist, was in der Ernährungsdiskussion leider häufig untergeht.

Ein weiterer Mythos bezüglich Proteinen, der immer wieder kursiert, ist, dass pflanzliche Proteine unvollständig seien und daher eine aufwändige Kombination verschiedener Proteine notwendig sei. Proteine enthalten essentielle Aminosäuren, welche unser Körper nicht selbst herstellen kann. Alle essentiellen Aminosäuren kommen von Pflanzen, denn auch das Rind, Schwein oder Schaf ist nicht in der Lage diese Aminosäuren selbst zu generieren. Wenn man sich mal eine Kuh mit etwa 500 bis 800 kg Körpergewicht auf der Weide anschaut, erkennt man, dass selbst so eine scheinbar einfache Wiese ausreichend Proteine liefern muss. Alle pflanzlichen Proteine beinhalten auch alle 9 essentiellen Aminosäuren. Das einzige „unvollständige" Protein in unserer Nahrungskette ist Gelatine.[7] Bereits seit 1964 (The Journal of Nutrition, Januar 1964) ist das im Übrigen bekannt und trotzdem bei einigen „Ernährungsexperten" bis heute anscheinend noch nicht angekommen. Es existiert keine einzige Studie am Menschen, welche etwas anderes aussagt. Tatsächlich ist es unmöglich eine pflanzenbasierte Diät (z.B. Gemüse, Obst, Vollkornprodukte, Hülsenfrüchte) zu essen, welche einen Mangel an essentiellen Aminosäuren hätte.[8] Natürlich ist es sinnvoll und sogar notwendig sich abwechslungsreich zu ernähren (egal ob Veganer, Vegetarier oder Alles-Esser), doch nicht wegen der Proteine, sondern wegen Vitaminen, Mineralstoffen und sekundären Pflanzenstoffen.

Immer mehr Menschen leiden unter chronischen Nierenerkrankungen und diese werden mehr und mehr zu einem gewaltigen Problem für unser Gesundheitssystem und unsere Gesellschaft. Einfache und kostengünstige Lösungen müssen her, um das Problem in den Griff zu bekommen. Die Ursache für Nierenerkrankungen ist meist ernährungsbedingt. Um zurück zum Thema Protein zu kommen: Vor allem Ernährungsformen reich an tierischem Protein, tierischen Fetten und Cholesterin sind mit verantwortlich für Nierenprobleme.[9] Auf der anderen Seite wird eine Ernährung reich an Obst, Gemüse und Vollkornprodukten, und mit möglichst wenig Fleischverzehr und Süßigkeiten, mit einer schützenden Funktion - betreffend Nierenkrankheiten - verbunden.[10] Die Lösung des Problems liegt also bei der Gesellschaft selbst und kann mit den täglichen Entscheidungen im Supermarkt stark beeinflusst werden.

Pflanzliche Proteine sind tierischen Proteinen in Bezug auf den Erhalt der Gesundheit weit überlegen, was eine halbjährige Studie nach höchsten wissenschaftlichen Standards (doppelblind, randomisiert und Placebo kontrolliert) ergeben hat. Dazu wurde Soja mit Milch verglichen und die Teilnehmer (welche alle bereits verminderte Nierenfunktionen hatten) konnten mit Soja (im Gegensatz zu Milch) ihre Nierenfunktionen beibehalten.[11] Pflanzliche Proteine schädigen vermutlich die Niere nicht, wie es tierische Proteine tun, da sie weniger schwefelhaltige Aminosäuren enthalten und ihre Komposition (u.a. Antioxidantien, Ballaststoffe, Vitamine, sekundäre Pflanzenstoffe) ist gar für die Niere und den Körper im Gesamten von Vorteil.

Jeder möchte heute 100 Jahre alt werden und ein Schritt in diese Richtung, das haben in der Vergangenheit immer wieder Studien gezeigt, ist eine Reduzierung der Kalorienzufuhr. Das klingt ja auch nachvollziehbar: umso weniger eine Maschine (hier der Körper) verarbeiten muss, umso länger hält sie. Doch neueste Studien zeigen, dass weniger die Einschränkung der Kalorien für ein längeres Leben verantwortlich sind, als die Reduzierung von tierischem Protein in der Ernährung.[12] Die Aminosäure Leucin aus tierischem Protein beschleunigt über ein Enzym, als TOR bezeichnet, den Alterungsprozess.[13] Kurz: Tierische Produkte lassen einen schneller altern. Kein Wunder, dass in Regionen, wo die Ernährung auf Pflanzen basiert, auch die ältesten Menschen der Welt leben. So erreichen auf Ikaria (eine Insel in der Ägäis) weit überdurchschnittlich viele Menschen ein Alter von 100 Jahren und mehr. Wenn man sich anschaut, was diese Menschen essen, wird klar warum. Die Basis ihrer Ernährung bilden Gemüse, Obst, Getreideprodukte und Hülsenfrüchte. Selten (außer in den Touristentavernen) wird Fleisch oder Fisch und damit tierisches Protein verzehrt.

Lange Zeit war man der Meinung, dass tierische Proteine den Körper übersäuern und damit Calcium zur Neutralisierung der Säure aus den Knochen genommen wird und somit die Knochen mit der Zeit brüchig werden oder das Risiko an Osteoporose zu leiden steigt.[14] Dass tierische Proteine zu erhöhtem Ausscheiden von Calcium aus dem Körper führen, ist heute bewiesen, nur das Calcium stammt dabei nicht aus den Knochen, sondern aus der Nahrung, welche wir zu uns nehmen. Doch das ist keine Entwarnung für Fleischliebhaber, es kommt eher noch dicker: Viele Menschen, welche sehr viele tierische Proteine verzehren, was in Zeiten von Low-Carb und Paleo Diäten keine Seltenheit darstellt, leiden unter einer chronischen Übersäuerung – mit folgendem Resultat: einem fortschreitenden Abbau der Muskelmasse, wie wir sie vom Alterungsprozess her kennen.[15] Natürlich betrifft das alle Fleisch konsumierenden Menschen, doch v.a. Sportler sollten sich Gedanken machen, ob ein auf tierischen Eiweißen basierender Eiweißshake nicht eher leistungsschwächend wirkt als leistungssteigernd.

Aber wie funktioniert der Muskelabbau über tierische Eiweiße? Beim Zerfall von Muskelmasse werden bestimmte Aminosäuren in den Blutkreislauf abgegeben. Unsere Leber stellt aus diesen Aminosäuren das sogenannte Glutamin her. Diesen Stoff nutzen wiederum die Nieren, um die überschüssige Säure (aus den tierischen Proteinen) loszuwerden.[16] Das ganze Theater kann man glücklicherweise vermeiden: Wer sich basisch (Obst, Gemüse, Hülsenfrüchte, Vollkorn – pflanzliches Protein) ernährt, kann – auch im Alter – seine Muskelmasse besser erhalten.[16]

Die menschliche Muttermilch, als Grundlage für eine optimale Ernährung für den Menschen, liegt mit dem relativ niedrigen Proteingehalt, noch aus einem entscheidenden weiteren Grund vollkommen richtig. Das Thema Krebs, was leider immer mehr Menschen betrifft, ist hier relevant. Sobald wir nämlich deutlich mehr Protein aufnehmen als wir tatsächlich (siehe die international anerkannte Empfehlung von 0,8 g bis 0,9 g pro kg Körpergewicht) brauchen, setzen wir einen Prozess in Gang, der dazu führt, dass das Wachstumshormon IGF-1 ausgeschüttet wird.

Stark vereinfacht läuft das folgendermaßen ab: Die Leber denkt sich: „Krass, soviel Protein! Was sollen wir damit machen? Das kann man doch nicht einfach entsorgen!?“ Also tritt die Leber in Aktion und setzt IGF-1 frei, um allen Zellen im Körper mitzuteilen: „Wachst wie verrückt! Wir haben genug überflüssiges Protein zum Verarbeiten!" Das gewaltige Problem ist, dass auch Tumore durch das Wachstumshormon angeregt werden können. Für Erwachsene ist deshalb ein angemessene Proteinzufuhr (kein Überfluss) entscheidend, denn das Zellwachstum sollten wir, als ausgewachsene Menschen, lieber verlangsamen als beschleunigen, um unangenehme Folgen zu vermeiden.

Interessanterweise betrifft das IGF-1 Problem nur tierisches Protein, bei pflanzlichem Protein gibt es bisher keine nachweisbaren negativen Auswirkungen, wie u.a. eine Studie mit knapp 300 Frauen (1/3 Fleischesser, 1/3 Vegetarier, 1/3 Veganer; 20 bis 70 Jahre alt) beweisen konnte. Die Teilnehmerinnen, welche eine pflanzenbasierte Diät aßen, hatten durchweg geringere IGF-1 Werte[17] und damit ein geringeres Krebsrisiko.

Nicht nur bei Frauen konnte man die Vorteile eines Verzichts auf tierisches Protein nachweisen, auch bei Männern kam man zu dem gleichen Ergebnis. So wurden Prostatakrebs Patienten einer strikten, veganen Ernährung unterzogen und konnten so das Fortschreiten des Krebses sogar umkehren.[18] Wenn Sie sich jetzt fragen, wie hat man ältere Männer dazu bekommen vegan zu essen? Ganz einfach: Man hat Ihnen fertige Mahlzeiten geliefert und die Faulheit, selbst zu kochen, hat sich hier mal positiv ausgewirkt.

Für alle, die noch glauben Eier wären eine gesunde Eiweißquelle: Eine Harvardstudie hat erschreckende News für

Eier-Fans: Weniger als 1 Ei pro Tag verdoppelt bereits das Prostatakrebsrisiko.[19] Bei noch höherem Konsum schießt das Risiko weiter in die Höhe.

Lassen Sie uns weiter bei Forschungsergebnissen der Harvarduniversität bleiben. Dort empfiehlt einer der renommiertesten Ernährungswissenschaftler Prof. Dr. Walter Willet: "Wählen Sie die besten Proteinpakete, indem Sie pflanzliche Proteine tierischen Proteinen vorziehen (...)", denn „die Qualität und Menge an Fetten, Kohlenhydraten, Natrium und anderen Nährstoffen im „Proteinpaket" kann die Gesundheit nachhaltig beeinflussen."[20] Er rät weiter, mehr Proteine aus Bohnen, Nüssen, Samen und dergleichen zu essen.[20]

Wer jetzt noch nicht überzeugt ist, dass Low-Carb und Co. mit ihrem hohen Proteinanteil eine absolut ungesunde Ernährungsform (stark erhöhtes, frühzeitiges Sterberisiko, Krebs, Diabetes, Herzinfarkt, Nierenerkrankungen und ähnliches)[21] darstellt, für den folgt jetzt ein letztes starkes Argument gegen tierisches Protein: Impotenz. Eine spannende Fallstudie hatte das u.a. als Ergebnis einer Umstellung auf eine Low-Carb Diät bestätigt.[22]

Lassen Sie uns kurz etwas näher auf die aktuelle Ernährungsstudie eingehen. Der betroffene Patient war ein 51 Jahre alter, sportlich aktiver und gesunder Mann mit guten Cholesterinwerten, normalem Blutdruck, keinem Diabetes, keinen Anzeichen für Herzkrankheiten, normaler Sexualfunktion und war sowohl Nicht-Alkoholiker als auch Nicht-Raucher. Man könnte also folgern, der Herr sollte noch lange Zeit ein von Krankheiten freies und aktives Leben führen können. Doch er hatte ein paar, wenige Kilo (genau 3,5 kg) zugelegt, welche er beschloss mit einer Low-Carb Diät wieder abzubauen. Einen Monat nach Beginn der Diät schnellten seine Cholesterinwerte rapide in die Höhe (von 146 auf 230 mg/dL), doch der gute Mann verlor über 2 kg in der Zeit, also entschloss er die Diät trotzdem fortzuführen. Nach zwei Jahren war er bei seinem Zielgewicht angekommen, doch parallel dazu hatte er die Fähigkeit verloren, eine Erektion zu bekommen. Zudem berichtete er seinem Arzt über Schmerzen in der Brust. Also bekam er Medikamente dagegen verschrieben und begann Viagra zu nehmen. Doch was bringt es die Symptome zu behandeln, anstatt das Übel an der Wurzel zu packen? Das konnte er wenig später mit extremsten Brustschmerzen in der Notaufnahme eines Krankenhauses erfahren, wo er Herzkatheter erhalten hat und die behandelten Ärzte eine 99 prozentige Verstopfung von Herzkranzarterien feststellen konnten. In letzter Minute konnten die Ärzte den Mann retten.

Nach seiner Nahtoderfahrung im Krankenhaus, stoppte er die offensichtlich gesundheitsgefährdende Low-Carb Diät und stellte seine Ernährung auf eine fettarme, pflanzenbasierte Ernährung mit Vollkornprodukten, Bohnen, Gemüse und Nüssen um. Bereits nach zwei Monaten, waren seine Cholesterinwerte wieder auf Normalniveau, sein Gewicht sogar nochmals zwei Kilo runter und seine Sexualfunktionen waren wieder einwandfrei und das ohne künstliche Unterstützung (Viagra).

Einige kritische Beobachter könnten jetzt behaupten, die Arterien wären schon vor Beginn seiner Low-Carb Ernährungsweise verstopft gewesen. Genialerweise kann man das ausschließen, da der Herr von seinem Arzt schon vor Diätbeginn einen Scan seiner Arterien erhalten hatte, mit dem Ergebnis: keine messbaren Ablagerungen in seinen Arterien waren nachweisbar. In etwas mehr als zwei Jahren wurden also die Herzkranzarterien fast vollständig von praktisch null auf 99 % verstopft.[22]

Frauen, welchen - mal angenommen - Herzinfarkt, Schlaganfall oder Krebs egal seien, könnten jetzt denken, was interessiert die Sexualfunktion des Mannes solange man (bzw. Frau) nicht betroffen ist. Halt! Hier gibt es keine Entwarnung für das weibliche Geschlecht. In einer Studie mit knapp 120 Teilnehmerinnen wurde genau das Thema Sexualfunktionen in Verbindung mit den Cholesterinwerten untersucht. Arteriosklerose (Gefäßverkalkung), die Ursache für die zuvor erwähnten Erektionsprobleme bei Männern, kann bei Frauen im Beckenbereich zu vaskulogener sexueller Dysfunktion führen. Kurz: Im Ergebnis haben Frauen mit hohen Cholesterinwerten eine bedeutend geringere Erregung, einen abgeschwächten Orgasmus und erleben somit eine unzureichende Befriedigung.[23]

Egal ob Frau oder Mann, eine an tierischen Protein reichhaltige Ernährung ist nicht nur lebensbedrohlich, sondern stört auch massiv das Sexualleben. Wer also das nächste Mal, z.B. bei einem Date, die Wahl hat zwischen Steak und Gemüse-Reis mit Bohnen, sollte die Konsequenzen der jeweiligen Mahlzeiten im Auge behalten.

„Der Weise lernt aus den Fehlern anderer. Der Dumme aus seinen eigenen."

Konfuzius

Kohlenhydrate und Muttermilch

Speziell für Eltern ist dieses Thema brisant: Die menschliche Muttermilch enthält fast 5-mal mehr Kohlenhydrate als Proteine. Kohlenhydrate stellen also für den Menschen eine enorm wichtige Nahrungsquelle dar. High-Carb Konzepte basierend auf Vollkornprodukten sind damit in jedem Falle eine menschengerechtere Nahrung als, wie wir gesehen haben, lebensbedrohliche Low-Carb Ideologien (basierend auf tierischen Eiweißen).

Worin finden wir hochwertige Kohlenhydrate? Hauptsächlich findet man es bekanntermaßen in Vollkorn-Getreideprodukten, wie Weizen, Roggen, Gerste, Hafer, Mais, Hirse bis hin zu verschiedenen Reissorten. Ebenfalls reich an Kohlenhydraten sind Hülsenfrüchte, ob Bohnen, Linsen oder Erbsen, welche gleichzeitig genügend pflanzliche Proteine liefern. Nicht zu vergessen sind Kartoffeln, Karotten, Süßkartoffeln, Kürbisse, Pastinaken und ähnliche Gemüsesorten. Was fällt dabei auf? Kohlenhydrate sind die Produkte, welche wir gerne tagtäglich essen, ob Brote, Nudeln, Kartoffeln oder Reis. Für die meisten Menschen dürften hochwertige Kohlenhydrate die Hauptenergiequelle sein. Selbstverständlich brauchen wir soviel Obst und Gemüse, wie möglich, um u.a. ausreichend Vitamine und sekundäre Pflanzenstoffe zu erhalten, doch Kohlenhydrate bilden die Grundlage, wie auch die Muttermilch zeigt, sprich: Hochwertige Kohlenhydrate (Vollkornprodukte) machen uns schlichtweg satt.

Alle großen, entwickelten, erfolgreichen und gesunden Bevölkerungsgruppen auf der Erde haben hochwertige bzw. komplexe Kohlenhydrate als Basis ihrer Ernährung. So ist Reis in Asien, ob in Japan, China oder Indien, die Grundlage schlechthin. In Europa dominierten über Tausende von Jahren Hülsenfrüchte (Linsen, Bohnen) und später Getreidesorten den Speiseplan. Die alten Ägypter bauten ihr Imperium mit der Hilfe von Weizen auf. Kartoffeln waren für den Erfolg der Inkas mit verantwortlich und die Maya und Azteken hingegen setzten auf Mais.[24]

Die erfolgreichsten Krieger gewannen ihre Kriege seit jeher mit hochwertigen Kohlenhydraten, wie es viele Leistungssportler heute auch noch mit Erfolg tun. Die Krieger der Inka verspeisten vor allem Quinoa. Genauso verzehrten die Armeen Alexander des Großen eine kohlenhydratreiche Diät. Die erfolgreichen Gladiatoren der Antike, wurden auch gerne als „Gerstenfresser" tituliert,[25] da sie ihre Energie hauptsächlich aus Gerste für ihre extrem starken Muskeln zogen.

Nicht ohne Grund liefert die Muttermilch so viele Kohlenhydrate, denn unsere DNA ist für komplexe Kohlenhydrate geradezu geschaffen, das konnten genetische Tests beweisen. So ist Amylase, das Enzym welches komplexe Kohlenhydrate in einfache Zucker aufspaltet, im genetischen Code des Menschen dreimal so häufig enthalten, wie bei den einfacheren Primaten.[26] Vermutlich waren wir auch deswegen in der Lage, im Gegensatz zu unseren nahen Verwandten, wie den Schimpansen, den Urwald um den Äquator zu verlassen und auch in kälteren Regionen mit extremeren Wintern Fuß zu fassen, da wir uns mit Getreide, Bohnen oder auch Wurzeln versorgen konnten.

Die Kalorien in Hülle und Fülle aus komplexen Kohlenhydraten lieferten unseren Vorfahren die nötige Energie für die immer größer werdenden Gehirne.[27] Früher dachte manch ein Forscher Fleisch wäre für das Wachstum des Gehirns verantwortlich gewesen, doch das macht laut Forschern der Universität von Kalifornien keinen Sinn: "Zu glauben, dass vor 2 bis 4 Millionen Jahren, ein unbeholfenes, zweifüßiges Tier mit einem kleinen Gehirn effizient Fleisch beschaffen konnte, macht einfach nicht viel Sinn."[27] Nach der Fleischtheorie müssten heute effiziente Raubtiere, wie z.B. der Hai oder der Wolf, uns geistig weit überlegen sein, was glücklicherweise nicht der Fall ist. Höchstwahrscheinlich ist auch die Haltbarkeit und ganzjährige Verfügbarkeit von Getreide oder Bohnen für eine durchgängig hohe Energieversorgung unseres Gehirns mit verantwortlich gewesen. Tatsächlich lässt sich heute nachweisen, dass Menschen mit einem hohen Konsum an Vollkornprodukten, Gemüse und Obst einen größeren Hippocampus entwickeln, als Menschen, deren Ernährung auf tierischen Produkten aufgebaut ist.[28]

Vollkorngetreide können sogar so wirkungsvoll sein wie moderne Medikamente. Eine Studie mit etwa 250 Teilnehmern konnte zeigen, dass bereits 3 tägliche Portionen an

Vollkornprodukten durch ihre blutdrucksenkende Wirkung das Risiko an Herz-Kreislauferkrankungen zu leiden bedeutend senken kann. Konkret: Das Herzinfarktrisiko wurde um mehr als 15% gesenkt und das Schlaganfallrisiko gar um mehr als 25%.[29] Vergleicht man das mit der Wirkung von blutdrucksenkenden Medikamenten fällt auf, dass diese genau die gleichen Resultate liefern.[30] Allerdings, das sollte man nicht vergessen, mit teils erheblichen bis tödlichen Nebenwirkungen. Die Nebenwirkungen von Vollkornprodukten sind hingegen ausschließlich positiver Natur und fördern die Vitalität im Allgemeinen. Bereits eine Portion an Hafer oder Gerste pro Tag konnte in Studien die Cholesterinwerte signifikant senken.[31] In der Praxis bedeutet das schlichtweg, morgens ein Hafermüsli, idealerweise mit frischem Obst, und der Start in den Tag sieht schon mal gut aus.

Haferflocken bieten uns ein ganzes Arsenal an hilfreichen Wirkungen neben den blutdrucksenkenden und cholesterinsenkenden Resultaten. Hafer hilft aktiv Blutzuckerwerte und das Immunsystem zu regulieren, wirkt gegen Krebs, ist antioxidativ und antiatherogen (gegen Atherosklerose), und hilft Asthma bei Kindern zu regulieren und das Körpergewicht zu kontrollieren...[32] Halt mal! Wie soll das bitte funktionieren? Ganz einfach: Bei der Verdauung formen die löslichen Ballaststoffe des Hafers ein Gel, was die Zähflüssigkeit des Inhalts des Magens und des Dünndarms erhöht. So verzögert das Gel die Leerung des Magens und man fühlt sich deswegen länger voll, was folglich ein Abnehmen begünstigt.[33]

Nichtalkoholische Fettlebererkrankungen, zum Teil mit tödlichen Folgen, breiten sich unter Fettleibigkeit und Diabetes leidenden Menschen immer stärker aus.[34] In einer klinischen, Placebo kontrollierten Studie zeigte sich, dass Hafer bei über 90% der Teilnehmer das Körpergewicht senken und die Leberfunktionen wieder verbessern konnte.[35] Man hört in den Medien immer wieder von neuen sogenannten Superfoods, die wahren Helden sind jedoch die guten, alten Haferflocken.

Einige Menschen setzen auf die sogenannte Paleo-Diät und plädieren für eine Rückkehr zu einer Jäger und Sammler-Diät, wie sie in der Steinzeit existiert haben soll. Sie setzen v.a. auf fettarmes Fleisch, Obst, Gemüse und Nüsse. Dass tierische Proteine - auch ohne Fette - bereits zahlreiche, negative Nebenwirkungen haben, konnten wir beim Thema Protein bereits lernen. Doch davon mal abgesehen ist das Argument, sich auf das Steinzeitalter mit gerade einmal 2 Millionen Jahren Entwicklungsgeschichte zu konzentrieren mit Hinblick auf eine tatsächliche Evolutionsgeschichte der menschenähnlichen Primaten von über 25 Millionen Jahren, sehr kurz gegriffen. Man kann davon ausgehen, dass in den 23 Millionen Jahren zuvor in unserer Entstehungsgeschichte unser Verdauungstrakt genetisch gesehen festgelegt war und die letzten 2 Millionen Jahre daran nichts mehr geändert haben.[36] Wenn man also seine Ernährung schon auf der Evolutionsgeschichte aufbauen möchte, dann muss man fragen: Was haben wir in weit über 90% dieser Zeit verzehrt? Eine ganze Reihe von Beweisen, ob auf anatomischer, physiologischer oder paläontologischer Ebene, zeigt: zu über 95% aßen wir

Pflanzen, wie unsere nahen Verwandten, die Primaten, eben auch.[37] Auf Basis unser Entstehungsgeschichte sind wir somit Pflanzenfresser, was auch erklärt, warum wir bei Fleischkonsum so überreagieren (u.a. Herz-Kreislauferkrankungen und Krebs) und an zu viel Cholesterin schlichtweg nicht gewohnt sind. Unser Verdauungssystem ist für Gemüse, Obst, Getreideprodukte, Bohnen und Nüsse ausgelegt. Ganz im Gegensatz zu Fleischfressern: So kann ein Hund hunderte von Eiern und 120g reine Butter vernaschen, ohne jede Nebenwirkung. Der Verdauungstrakt des Hundes ist darauf ausgelegt, überschüssiges Cholesterin effektiv abzubauen, das kann unser Körper eben nicht.[38]

Trotzdem kann man berechtigterweise fragen: Warum haben wir uns genetisch nicht an eine fleischlastigere Ernährung in den letzten 2 Millionen Jahren angepasst? Dazu hatte die Evolution keine Möglichkeit, denn in der Steinzeit wurde der Mensch im Schnitt nur 25 Jahre alt und Krebs oder Herzinfarkt treten bis zu dem Alter bekanntermaßen eher selten auf.[39] In der Steinzeit ging es nur um das nackte Überleben, da isst man, was man bekommt, um die Gene noch an die nächste Generation weiterzugeben, bevor es im jungen Alter von 25 Jahren schon vorbei war. Definitiv war die Steinzeit keine besonders gesunde Zeit, sowohl in Bezug auf die Nahrung als auch auf den allgemeinen Lebensstil.

Übrigens muss man nicht im frühen Zeitalter unserer Evolution kramen, um zu beobachten, wie Menschen sich optimal und frei von chronischen Krankheiten ernähren.

In manch ländlichen Gebieten von China und Afrika konnte man kleine Populationen finden, welche sich so ernähren, wie wir es in 90% unserer Entwicklungsgeschichte taten: Sie essen fast ausschließlich Pflanzen und chronische Erkrankungen, ob Krebs, Bluthochdruck, Diabetes, Schlaganfall oder Fettleibigkeit, existieren dort nicht.[40]

Aber ganz unabhängig von Geschichte und Beobachtungen an Menschen fernab der Zivilisation, ist es heute wissenschaftlicher Fakt, dass eine pflanzenbasierte Ernährung, wie wir gesehen haben, in Verbindung mit komplexen Kohlenhydraten (Vollkornprodukte, Kartoffeln, Bohnen usw.) uns optimal vor allen möglichen chronischen Erkrankungen schützen kann.

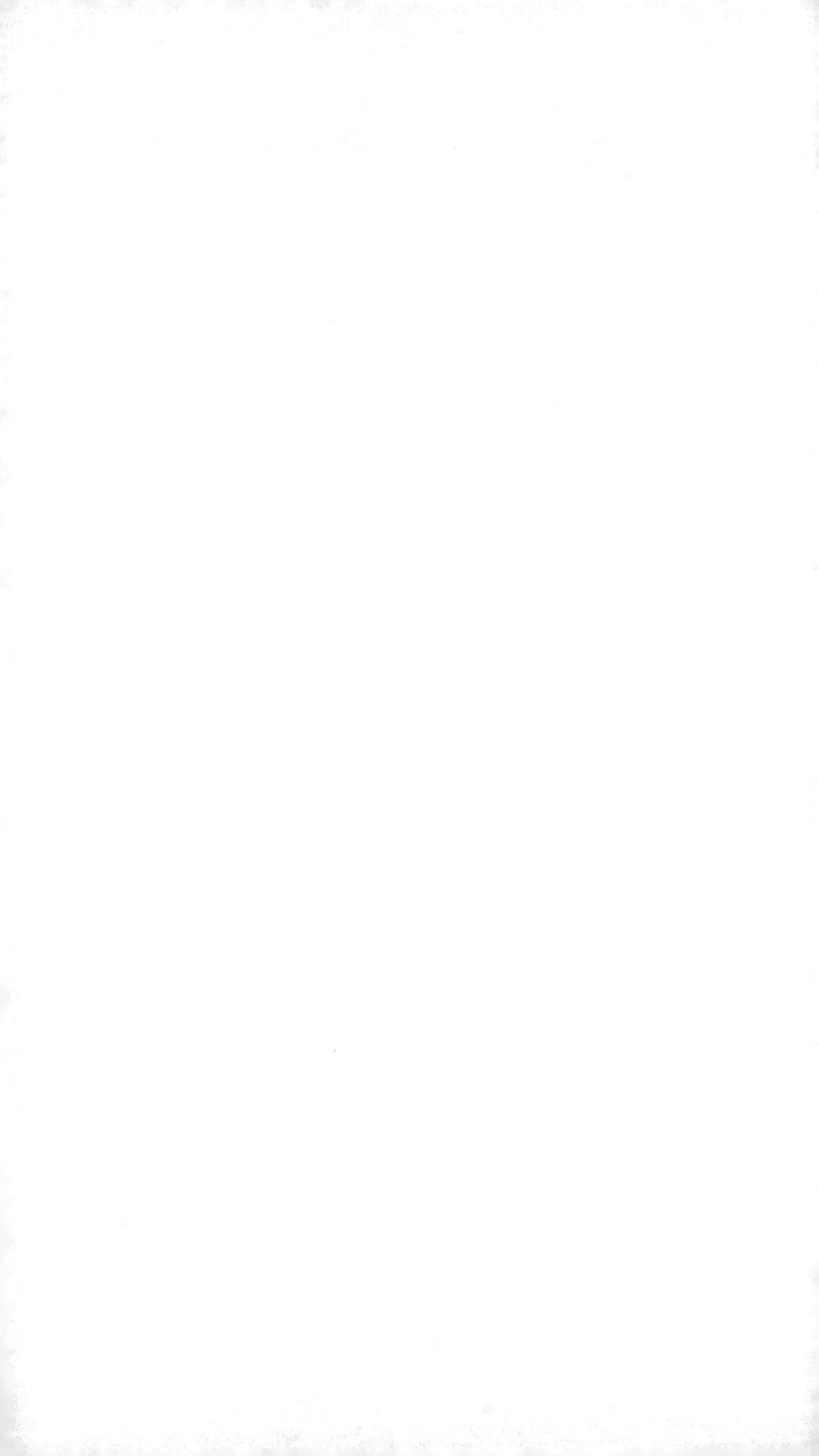

Fettkonsum und Muttermilch

In 100 g Muttermilch sind ca. 4 g Fett enthalten. Der Mensch scheint also Fette zu benötigen, sicherlich weniger als ein schnell wachsendes Kind, aber er braucht bestimmte Fette. Vor allem auch unser Gehirn. Gehen wir dennoch zunächst auf die Fette und Öle ein, welche wir vermeiden sollten.

Eine weit verbreitete Gefahr für unser Gehirn stellen die gesättigten Fettsäuren dar. Eine langjährige Studie zeigte, dass der regelmäßige Konsum solcher Fette, allein das Risiko die Krankheit Alzheimer zu entwickeln, mehr als verdoppelt.[41] Wer also lange Zeit fit im Kopf bleiben will, sollte auf gesättigte Fettsäuren vollends verzichten. Darüber hinaus kann auch die immer weiter verbreitete Krankheit Diabetes durch gesättigte Fettsäuren ausgelöst werden, denn gesättigtes Fett wirkt toxisch auf die Insulin produzierenden Beta-Zellen in der Bauchspeicheldrüse.[42] Das Fett beeinträchtigt also unmittelbar die Insulin Produktion.

Worin versteckt sich das ungesunde Fett? Vor allem in Milch und Milcherzeugnissen, wie Butter, Käse oder auch Eiscreme findet man es haufenweise. Direkt danach folgen auf Fleisch basierende Erzeugnisse, wie Wurst, Rinderbraten, Burger oder auch Hühnchen. In Milcherzeugnissen kann jeder gesättigte Fettsäuren leicht erkennen, da diese Fette bei Raumtemperatur fest sind. Käse oder Butter sind also offensichtlich mit diesen Fetten überladen. Ganz im Gegensatz zu vielen pflanzlichen Ölen, wie Olivenöl oder Haselnussöl, welche bei Zimmertemperatur schön flüssig sind und damit deutlich weniger bis kaum gesättigte Fettsäuren enthalten.

Neben den gesättigten Fettsäuren gibt es einen zweiten Übeltäter, den man in Muttermilch definitiv nicht findet, die sog. Transfette. Das üble Zeug entsteht bei der unvollständigen Härtung von Pflanzenöl als Nebenprodukt und ist somit v.a. bei industriell gefertigten Lebensmitteln zu finden. Diese künstlich hergestellten Fette erzeugen einen buttrigen Geschmack und finden sich deshalb in zahlreichen Backwaren, häufig in Pommes frites und weiteren Fast-Foods (ob süß oder salzig). Wie schon bei den gesättigten Fettsäuren verdoppelt man auch hier sein Risiko an Alzheimer zu leiden im Vergleich zu Menschen, welche diese Transfette vermeiden.[41] Isst man also sowohl gesättigte Fettsäuren als auch Transfette, erkrankt man folglich mit erheblich höherer Wahrscheinlichkeit an Alzheimer.

Was für das Gehirn schädlich ist, ist im Übrigen auch für das Herz brandgefährlich. Gesättigte Fettsäuren und Transfette führen zu einer erhöhten Cholesterinproduktion, welche wiederum die Entstehung von Plaques in den Arterien zum Herz und zum Gehirn fördern und am Ende die Blutzufuhr behindern – mit den bekannten Folgen vom Herzinfarkt bis zum Schlaganfall.[43]

Zum Glück gibt es auch gesunde Fette und wir benötigen diese sogar zur optimalen Funktion unseres Gehirns. Eine Zellmembran umschließt jede einzelne Zelle. Diese Membran besteht aus zwei Proteinschichten, welche eine Fettschicht trennt. Wenn diese Schicht aus gesunden Fetten besteht, bleibt die gesamte Zelle auch eher gesund. Wie bei einem Motor im Auto: Nimmt man schlechtes Öl, kann man den ganzen Motor schädigen. Immer wieder zeigen Studien, dass ein hoher Anteil bestimmter Fette in den Zellmembranen die kognitiven Fähigkeiten des Gehirns besser erhalten, als wenn schlechte Fette überwiegen.[44] Die gesunden Fette dabei waren: Omega-3 Fettsäuren.

Das wichtigste Omega-3 Fett, was unser Körper und v.a. Gehirn benötigt, ist alpha-Linolensäure (kurz: ALA). Dieser essentielle Nährstoff ALA wird vom Körper in Docosahexaensäure (DHA) und Eicosapentaensäure (EPA) umgewandelt. Das Gehirn benötigt v.a. DHA für eine optimale Funktion.

ALA und damit die natürliche Ausgangsbasis für DHA findet man reichhaltig in Leinsamen (auch in Leinöl), Samen im Allgemeinen und Walnüssen (ebenso in Walnussöl), und in geringen Mengen in vielen Obst- und Gemüsesorten und in Bohnen. Hochwertiges DHA kann man also ganz natürlich mit der täglichen Nahrung über ALA-haltige Lebensmittel im Körper produzieren.

Einen Haken gibt es allerdings: Bestimmte Enzyme sind für die Herstellung von DHA aus ALA (gehört zu Omega-3 Fettsäuren) im Körper verantwortlich. Diese können nur eine bestimmte Menge an Fettsäuren weiterverarbeiten. In Konkurrenz um die Enzyme treten Omega-6 Fettsäuren und diese besetzen, wenn zu viel Omega-6 aufgenommen wird, die für die DHA Produktion aus Omega-3 benötigten Enzyme. Selbstverständlich braucht der Körper auch ein wenig Omega-6, doch das konsumieren die meisten Menschen im Überfluss, denn es befindet sich u.a. in Ölen, wie Sonnenblumenöl, Maisöl oder Soyaöl, welche häufig zum Kochen eingesetzt werden. Omega-6 Fettsäuren sollte man also auf ein Minimum reduzieren und lieber reichlich Omega-3-haltige Lebensmittel (wie Leinsamen) regelmäßig konsumieren.[43]

Statt Gemüse oder Zwiebeln in Öl anzubraten, was natürlich auch fürs Herz nicht optimal ist, kann man problemlos ein ähnliches Kochresultat mit ein wenig Wasser erzielen. Das dauert geschmacklich eine Weile bis man sich daran gewöhnt hat, nach ca. 4-6 Wochen wird man die Öle zum Kochen dann normalerweise nicht mehr missen. Ihr Gehirn und auch Ihr Herz-Kreislaufsystem werden Ihnen dankbar sein. Die Geschmacksnerven lassen sich natürlich nicht nur für Fett, sondern auch für Salz und Zucker anpassen. Man muss nur eine Zeit lang eisern sein und durchhalten, dann erfährt man auch Geschmackserlebnisse mit minimalen Salz- und Zuckermengen.

Einige nehmen DHA als Nahrungsergänzungsmittel direkt ein. Das ist einerseits rausgeschmissenes Geld, da - wie bereits dargelegt - u.a. über ALA in Leinsamen DHA im Körper hergestellt wird und andererseits birgt es ein gewisses Gesundheitsrisiko, wenn die Grundlage des

Ergänzungsmittels Fischöl ist. Fischöl enthält u.a. industrielle Schadstoffe und Quecksilber, welche sich im Fisch angereichert haben. Diese Stoffe sind brandgefährlich für unser Gehirn und sind Mitverursacher zahlreicher Fehlfunktionen.[43] Das ist folglich auch das Problem von Fischverzehr, neben dem Fakt, dass Fisch massenweise ungesunde, gesättigte Fettsäuren enthält. Wer sich trotzdem glaubt mit zusätzlichem DHA besser zu fühlen, ist mit DHA auf pflanzlicher Basis (z.B. auf Basis von Algenöl) erheblich besser beraten.

Dass wir bestimmte Fette nicht nur benötigen, sondern sie uns auch im vollwertigen Nährstoffpaket, wie in Nüssen, zahlreiche gesundheitliche Vorteile bringen, schauen wir uns jetzt genauer an. Halten Sie sich fest: Ein Dutzend Walnüsse haben so viele Antioxidantien (die Jungs, die uns vor Krebs und anderem Übel schützen) wie 4g Vitamin C, d.h. man müsste 50 Orangen essen, um mit Walnüssen mithalten zu können. Machen Sie sich keine Sorgen, wenn Sie keine Walnüsse mögen, auch andere Nüsse vollbringen wahre Wunder: Eine Handvoll (etwa 30g) Nüsse (egal ob Walnüsse, Haselnüsse, Mandeln, Pekannüsse, Pistazien, Erdnüsse oder andere Sorten), mindestens 5 mal pro Woche regelmäßig konsumiert, verlängert Ihr Leben um durchschnittlich zwei ganze Jahre[45], und dazu müssen Sie nichts anderes tun als leckere Nüsse, z.B. als stärkenden Snack, zu naschen.

Obwohl Nüsse Fette enthalten, schützen Sie vor Herz-Kreislauferkrankungen. Allein das Schlaganfallrisiko kann durch Nüsse um die Hälfte reduziert werden[46], und das ohne weitere Änderungen im Speiseplan und Lebensstil. Auf Grund mangelnden Wissens wird häufig vom Verzehr von Nüssen abgeraten, da sie hohe Fettmengen besitzen und so dick machen würden. Doch solche Aussagen entbehren jedweder wissenschaftlicher Grundlage und sind schlichtweg falsch. Langzeitstudien belegen einerseits keine Auswirkungen auf eine Gewichtszunahme bei zusätzlichem (!) Nusskonsum und andererseits gar positive Effekte.[47]

Es können doch nicht einfach Kalorien verschwinden, oder? Anscheinend schon: Dazu wurde in einer Untersuchung einer Gruppe eine Ernährung mit exakt festgelegten Kalorien verabreicht und einer anderen Gruppe die gleiche Ernährung, aber zusammen mit Walnüssen. Das erstaunliche Ergebnis: Die Gruppe mit den Nüssen hat deutlich mehr eigenes Körperfett verbrannt![48] Ein weiterer netter Nebeneffekt von Nüssen, wie Harvard Forscher herausgefunden haben, ist ein schnelleres Sättigungsgefühl als bei nussfreier Kost.[49] Abnehmen mit Nüssen ist also nicht nur möglich, sondern absolut empfehlenswert. Dass hierbei Nüsse in Reinform gemeint sind und keine gezuckerten oder gesalzenen (und auch keine Nussöle), dürfte klar sein.

Nüsse offerieren ein gigantisches Arsenal im Kampf gegen Krebs. Bereits nach wenigen Stunden ist das Blut von Versuchspersonen, welchen zuvor Walnüsse verabreicht wurden, in der Lage das Wachstum von Brustkrebszellen in einer Petrischale zu unterdrücken. D.h. Nüsse bieten einen hervorragenden Schutz vor Brustkrebs[50] und zahlreichen anderen Krebsarten.[51] Die Wirkung der Nusssorten ist bei Krebszellen allerdings unterschiedlich. Am effektivsten zeigen sich hier Walnüsse und Pekannüsse, welche die Vermehrung der Krebszellen bereits in kleinsten Dosen hemmen. Erdnüsse wirken etwas schlechter, jedoch immer noch besser als Mandeln.[52] Die reinen Öle der Nüsse haben im Übrigen keine Wirkung auf das Zellwachstum, nur die vollwertigen Nüsse selbst helfen.[53]

Manch einer denkt sich sicherlich, na gut, wenn ich ab und zu mal eine fettige Mahlzeit tierischen Ursprungs – ob mit Käse, Sahne, Fleisch oder allen vorgenannten zusammen – esse, werde ich doch nicht direkt sterben, oder? Oh doch, leider kann das durchaus passieren. Aber wir stellen hier keine Vermutungen an, sondern beziehen uns auf wissenschaftliche Fakten, also schauen wir uns das genauer an. Der ein oder andere hat vielleicht schon mal einen anginaartigen Schmerz in der Brust nach solch einer fettigen Mahlzeit verspürt.

Bereits 1955 konnte man den Zusammenhang zwischen einer fettreichen Mahlzeit und davon ausgelösten Angina Pectoris (Brustenge, Herzschmerzen) nachweisen. Dazu wurde den Teilnehmern ein extrem cremiger Kakaodrink (40% Butterfett) verabreicht. Etwa 4,5 Stunden später litten über 90% der Teilnehmer an einer Angina Pectoris, genau zu dem Zeitpunkt, wo das Blut der Teilnehmer durch den Fettgehalt der Mahlzeit zuvor, eine extreme, fast schon milchige Konsistenz hatte. Bei einer Vergleichsgruppe, welcher ein Drink mit dem gleichen Kaloriengehalt nur auf Basis von Kohlenhydraten und Proteinen gegeben wurde, blieb die Konsistenz des Bluts normal und sie erfuhren natürlich keine Brustschmerzen.[54] So kurzfristig kann eine fettreiche (in dem Fall Butterfett) Mahlzeit seine negativen Folgen im Körper entfalten.

*„Es ist nicht möglich, lustvoll zu leben,
ohne einsichtsvoll, vollkommen und
gerecht zu leben; ebenso wenig einsichtsvoll,
vollkommen und gerecht zu leben,
ohne lustvoll zu leben.“*

Epikur

Vitamine und Mineralstoffe in Muttermilch

Die menschliche Muttermilch ist voll geladen mit Vitaminen und Mineralstoffen. D.h. auch der ausgewachsene Mensch sollte seinen Vitaminspeicher in Form von Obst und Gemüse jeden Tag reichlich füllen. Am besten fangen wir mit dem wirkungsvollsten Gemüse an: Gemüse aus der Familie der Kreuzblütler. Dazu gehört u.a. Brokkoli, Grünkohl, Blumenkohl, Rucola, Rettich und Kohl. All diese Sorten beinhalten einen Wirkstoff, der in Kombination mit andern pflanzlichen Wirkstoffen in den Kreuzblütlern Erstaunliches zu Tage bringen kann: Sulforaphan.

Man findet in der wissenschaftlichen Literatur praktisch kein Anwendungsfeld, wo Sulforaphan aus Brokkoli und Co. keine signifikant positive Wirkung zeigt. Da Krebs mit Sicherheit eine der extremsten Erkrankungen darstellt, schauen wir uns mal an, was Sulforaphan dort bewirken kann. Brustkrebs ist die verbreitetste Krebsart unter Frauen in den westlichen Industrienationen. Sulforaphan ist in der Lage die Fähigkeit von Brustkrebs-Stammzellen, Tumore zu bilden, zu unterdrücken.[55]

Einige Männer werden jetzt denken, na gut lass die Frauen Brokkoli essen, aber was bringt's mir? Auch als Mann profitiert man vom regelmäßigen Brokkoliverzehr, denn

Brokkoli kann das Fortschreiten von Prostatakrebs sogar aufhalten.[56] Wem das nicht bereits genug Gründe liefert täglich Gemüse der Kreuzblütler-Familie zu essen, der sollte wissen, dass Harvard Forscher Sulforaphan als einen der mächtigsten Entgifter (das allzeit beliebte Thema: Detox) sehen.[57] Brokkoli und Co. schützen uns vor zahlreichen Erregern und helfen uns gegen Schadstoffe aller Art.

Neben den Kreuzblütlern sollte weiteres grünes Gemüse, wie diverse Salate, Spinat, Mangold oder Blattkohlsorten, jeden Tag auf dem Teller landen, denn dunkelgrünes Blattgemüse liefert die höchsten Nährwerte pro Kalorie von allen Lebensmitteln. Jede zusätzliche, tägliche Portion an grünem Gemüse kann das Risiko einen Herzinfarkt oder Schlaganfall zu erleiden, um ganze 20% senken.[58,59] Wer lange und vital leben möchte, für den ist das tägliche, reichliche Grün auf dem Teller Pflichtprogramm, denn so ist man am besten gegen alle möglichen chronischen Erkrankungen gewappnet. Die Studie, die die Effektivität von grünem Gemüse bestätigte, hatte im Übrigen über 60.000 Teilnehmer.[60]

Beim Thema Gemüse verdient eine in der mediterranen Diät weit verbreitete Pflanze besondere Beachtung: der Knoblauch. Die stinkende Rose, wie Knoblauch auch genannt wird, ist ein optimaler Bodyguard vor Krebs und eine potentielle Waffe im Kampf gegen Krebs. In Vitro ist Knoblauch in der Lage, die Vermehrung von Krebszellen bei einigen Krebsarten vollständig zu stoppen. Darunter befinden sich Brustkrebs-, Hirntumor-, Lungenkrebs-,

Bauchspeicheldrüsenkrebs-, Prostatakrebs- und Magenkrebszellen.[61]

Jetzt stellt sich die Frage, wenn Knoblauch so starke Wirkungen gegen Krebszellen zeigt, tötet er vielleicht auch gesunde Zellen mit ab? Das ist ja durchaus bei verschiedenen Behandlungsmethoden/Medikamenten der Fall, aber nicht bei Knoblauch. Dieser ist laut einer anerkannten Studie in der Lage zwischen guten und bösen Zellen zu unterscheiden.[61] Da ist uns die Natur, bis heute, noch ein gutes Stück voraus.

Der gesundheitsfördernde Knoblauch sorgt auch für einen Knoblauchatem. Wenn alle, mit denen wir in Kontakt treten, Knoblauch essen würden, wäre das gar kein Problem. Rückstände im Mund kann man zwar ausspülen, doch leider gibt es gegen den Knoblauchgeruch im Atem kein 100% wirksames Gegenmittel. Doch das Ganze beweist v.a. die starke Wirkung der gesundheitsfördernden Bestandteile im Knoblauch, welche nach dem Verzehr im Blut landen und so eben auch über die Lunge im Atem selbst. Ein weiterer positiver Effekt: auf dem Weg von der Lunge bis zum Ausatmen hilft der enthaltene Knoblauch im Atem Bakterien in den Atemwegen zu beseitigen und dadurch kann Knoblauch gar als ergänzende Behandlungsmethode bei Lungenentzündungen eingesetzt werden.[62]

Die optimale Wirkung von Knoblauch tritt hauptsächlich bei rohem Knoblauchverzehr auf. Doch das fällt den meisten Menschen auf Grund des intensiven Aromas recht schwer. Wenn man Knoblauch direkt nach dem Schneiden mitkocht, geht ein Großteil der Pflanzenwirkstoffe verloren. Schneidet man allerdings den Knoblauch und lässt ihn klein geschnitten (oder zerdrückt) für ca. 15 min stehen, löst das eine Enzymreaktion aus, welche die guten Inhaltsstoffe so verstärkt, dass der Knoblauch auch gekocht werden kann, ohne Verlust der gesundheitsfördernden Eigenschaften.[63] Leckere Rezepte mit Knoblauch findet man im Mittelmeer und asiatischen Raum. Zu fast jedem Gemüse passt ein wenig Knoblauch immer gut. In die Salatsauce frischen Knoblauch geschnitten, wertet jeden Salat aromatisch auf.

Schon der berühmte griechische Arzt Hippokrates, der Vater der westlichen Medizin, verschrieb Knoblauch für eine ganze Reihe von Leiden und Krankheiten (u.a. Atemwegserkrankungen, Parasitenbefall, schlechte Verdauung und Müdigkeit). Die Wissenschaft belegt heute die Thesen des Hippokrates: Ein Wirkstoff im Knoblauch wirkt nachweislich 100 mal besser als führende Antibiotika gegen das aggressive Bakterium Campylobacter (häufig über Geflügelfleisch übertragen) und funktioniert gar in einem Bruchteil der Zeit.[64] Dass Antibiotika nicht gerade förderlich für die Gesundheit sind und möglichst nur in Extremfällen eingesetzt werden sollten, da sie auch massenhaft gute Bakterien u.a. im Darm zerstören, ist bekannt. Wie gut, dass der alte Knoblauch da neue innovative Lösungen liefert.

Die Wunderpflanze des Hippokrates hilft Erkältungen und grippalen Infekten vorzubeugen. Infektionen der oberen Atemwege bei Kindern und Erwachsenen können mit der

Knoblauchzehe verhindert werden. Die Prophylaxe kommt allerdings nur zur Geltung, wenn bereits 12 Wochen vorher mit regelmäßigem Knoblauchkonsum begonnen wurde.[65] Knoblauch ist somit womöglich das einzige, wirksame Mittel - neben einer Stärkung des Immunsystems - um Erkältungen zu vermeiden. Alle anderen am Markt verfügbaren Wirkstoffe reduzieren nur die Symptome eines bereits bestehenden Infekts.

Neben Gemüse liefert uns bekanntermaßen Obst wahre Vitaminbomben und damit Gesundheit. In der ersten Liga des gesunden Obstes spielen allerdings die Beeren. Warum? Sie haben die intensivsten und fast leuchtende Farben. Diese intensive Färbung wird durch sog. Anthocyane (Farbstoffe aus der Pflanzenwelt) z.B. bei Blaubeeren ausgelöst. Die schönen, bunten Farben der Beeren enthalten die Antioxidantien und schützen uns vor freien Radikalen.

Daraus können wir beim Einkaufen im Supermarkt lernen: Buntes natürliches Essen (Obst, Gemüse, Vollkornprodukte) ist meist gesünder als farblose Lebensmittel (wie helle Nudeln, weißes Brot, weißer Reis oder normale Kartoffeln). So haben z.B. Süßkartoffeln (orange) erheblich mehr Antioxidantien als die Standardkartoffel (weiß, farblos). Weitere Beispiele: Rote Trauben sind gesünder als grüne Trauben und rot gefärbte Äpfel sind gesünder als grüne Äpfel. Aber Vorsicht: Sobald man die Äpfel schält, verschwinden auch die meisten Antioxidantien, denn die sind hauptsächlich in der bunten Schale. Deswegen macht es auch Sinn, Äpfel oder Birnen (idealerweise Bio) lieber gut zu waschen und ungeschält zu genießen.

Lassen Sie uns zurück zu den Beeren kommen: Eine Studie mit knapp 100.000 (!) Teilnehmern zeigt eindeutig, dass die teilnehmenden Frauen und Männer, welche die meisten Beeren aßen, signifikant seltener an einer Herz-Kreislauferkrankung erkrankten.[66] So einfach kann man seine Sterbewahrscheinlichkeit senken und das Ganze schmeckt noch köstlich.

Leckere Beeren (ob frisch oder gefroren) lassen sich problemlos in den Tagesablauf integrieren, ob zum Frühstück im Müsli, im Mixer als Smoothie zubereitet, als fruchtiges Dessert (z.B. gefrorene Bananenstücke mit gefrorenen Erdbeeren zu Eis pürieren) oder als gesunder Snack zwischendurch. Probieren Sie verschiedene Beeren aus, Sie werden mit Sicherheit Ihre Lieblingssorte schnell finden: Himbeeren, Erdbeeren, Blaubeeren, Goji Beeren, Cranberries, Brombeeren, Aronia Beeren, Acai Beeren etc. Umso intensiver das Rot/Schwarz/Blau der Beeren, umso mehr wertvolle Antioxidantien enthalten sie. Dabei beinhalten Beeren durchschnittlich den 10-fachen Antioxidantiengehalt als alle anderen Obst- und Gemüsesorten.[67]

Frische Beeren sind leider nicht ganzjährig zu guten Preisen erhältlich. Das ist jedoch nicht weiter dramatisch, denn gefrorene Beeren enthalten fast noch die gleichen Nährwerte, wie die ganz frischen. Das wurde ausgiebig erforscht und getestet u.a. für Erdbeeren[68] und Himbeeren.[69] Am besten füllen Sie Ihr Gefrierfach mit einer schönen Auswahl an Beeren und Sie haben immer was Gesundes parat.

Beeren stärken das Immunsystem, bieten einen guten Schutz vor Krebs[70] und schützen aktiv die Funktionen zahlreicher lebensnotwendiger Organe und v.a. auch des Gehirns. Selbst Alzheimerpatienten konnte mit Blaubeeren schon geholfen werden,[71] vom präventiven Schutz für das alternde Gehirn ganz zu schweigen. Diabetes Typ 2 kann sogar durch regelmäßigen Beerenkonsum verhindert werden,[72] obwohl Beeren süß sind und viel Fructose enthalten. Reine und raffinierte Süßungsmittel führen offensichtlich zu einer Schädigung der Leber, Gewichtszunahme und Bluthochdruck. Völlig anders verhält es sich allerdings mit natürlichem Obst (hier: Beeren), welches eben neben der Fructose Antioxidantien, Ballaststoffe und zahlreiche weitere Pflanzeninhaltsstoffe enthält und diese Kombination scheint, das konnte gezeigt werden, die negativen Auswirkungen von Fructose völlig aufzuheben.[73] Die Natur ist eben genial!

Getränke und Muttermilch

Muttermilch selbst ist natürlich ein Getränk und den Hauptbestandteil von Muttermilch macht mit beinahe 90% Wasser aus. Reines, klares, natürliches Quellwasser, daran gibt es sicher keine Zweifel, ist das erste Getränk der Menschheit gewesen. Allein unser Körper besteht bezogen auf das Körpergewicht zu 60% aus Wasser. Darüber hinaus steht fest: Wir benötigen ausreichend Wasser und eine Dehydrierung chronischer Art führt zu einer ganzen Reihe von negativen, gesundheitlichen Folgen: Herzerkrankungen, Nierenleiden, Harnsteinleiden, Blasen- und Darmkrebs, Darmverstopfungen, erhöhtes Sterberisiko bei Hitzeschlägen, Stürze und Brüche in der älteren Bevölkerung, Zahnkaries, und weitere Leiden.[74]

Die Folgen zeigen eindeutig, wie entscheidend eine optimale Hydrierung für den Menschen ist. Doch wie viel Wasser sollte man täglich trinken, was ist die ideale Menge? Die Weltgesundheitsorganisation (WHO) empfiehlt für Frauen (älter als 19 Jahre) 2,2 l pro Tag und für Männer (ebenfalls über 19) 2,7 l pro Tag. EU Behörden (EFSA) liegen jeweils 0,2 l darunter und US Behörden (IoM) liegen mit 2,7 l für die Frau und 3,7 l für den Mann an der Spitze.[74] Am besten versucht man, als gesunder Mensch, die höheren Werte der US Behörden zu erreichen, denn die

Nachteile einer Dehydrierung sind, wie wir gesehen haben, nicht zu unterschätzen. Bei Schwangeren und stillenden Frauen liegen die Werte nochmals höher. Ähnlich sieht es natürlich auch bei Sportlern aus oder wenn man sich in wärmeren Regionen aufhält. Zu beachten ist dabei allerdings, dass wir u.a. mit Lebensmitteln (v.a. Obst und Gemüse) fast 1 l Wasser schon zu uns nehmen, d.h. etwa 1 l darf man bei oben genannten Werten noch abziehen.

Reines Wasser ist normalerweise die beste Option, um seine Speicher aufzufüllen. Beim Sport sieht das etwas anders aus: Bei normalen Belastungen bis zu einer Stunde reicht auch hier Wasser. Dauert die Belastung länger als 60 bis 90 min können sowohl während, als auch nach dem Sport, Sportgetränke, welche Kohlenhydrate oder Elektrolyte enthalten, hilfreich sein.[75] Alle Getränke (ob Tee, Kaffee oder Säfte) tragen zu einer Hydrierung bei, mit einer Ausnahme: alkoholische Getränke (Wein und Spirituosen) erzeugen eine negative Wasserbilanz,[74] d.h. sie verbrauchen mehr Wasser aus unserem Körper, als sie uns liefern. Bei Bier ist die Bilanz gerade noch positiv,[74] allerdings umso weniger Alkohol enthalten ist, umso mehr Wasser landet netto im Körper.

Kinder, auch wenn sie weniger Wasser (EU-Werte lt. EFSA, Alter u. Wasserbedarf: 0-6 Monate: 100–190 ml/kg/Tag, 6-12 Monate: 800–1000 ml/Tag, 12-24 Monate: 1,1–1,2 l/Tag, 2-3 Jahre: 1,3 l/Tag, 4-8 Jahre: 1,6 l/Tag, 9-13 Jahre: 2,1 l/Tag (Jungen) – 1,9 l/Tag (Mädchen), ab 14 Jahren: 2,5 l/Tag respektive 2,0 l/Tag)[74] benötigen als Erwachsene, leiden häufiger unter den Folgen einer Dehydrierung als viele annehmen.

Speziell für Eltern ist dieses Thema brisant: Die meisten Kinder gehen in die Schule in einem leicht dehydrierten Zustand, welcher ihre schulischen Leistungen negativ beeinflusst. Da wohl fast alle Kinder frühstücken werden und dazu etwas trinken, ist es merkwürdig, dass zahlreiche Kinder dehydriert in der Schule ankommen. Das Problem ist, dass Getränke wie Milch oder Säfte u.a. Natrium, verschiedene Zucker und Aminosäuren (z.B. Kuhmilch) enthalten. Diese Stoffe lassen Zellen schrumpfen und lösen dadurch die Freisetzung eines Hormons aus, was eine Dehydrierung ankurbelt. Es ist also entscheidend schon am Morgen zusätzlich zum Frühstück reines Wasser zu trinken.

Das Thema optimale Hydrierung bei Kindern wurde lange Zeit nicht erforscht und rückte damit nicht so in den Fokus der Eltern, wie es eigentlich sein müsste. Viel häufiger wurden Erwachsene extremen Temperaturen ausgesetzt und ihre Leistungen gemessen. So findet man in der wissenschaftlichen Literatur Studien mit Soldaten in der Wüste, was selbstverständlich auch Sinn macht zu erforschen, denn diese müssen auch in solchen Situationen psychisch und physisch voll einsatzbereit sein. Dass bei Erwachsenen eine Dehydrierung die kognitive Leistung senkt, ist also ausreichend erforscht.

Glücklicherweise ist das heute anders und ein paar wenige Untersuchungen zum Thema Hydrierung und Leistungsfähigkeit von Schulkindern existieren. Die Ergebnisse sind eindeutig: Selbst Kinder mit nur leichter Dehydrierung (auch in nördlichen Klimazonen) profitieren von bereits einem Glas Wasser mehr und verbessern ihre kognitive Leistungsfähigkeit.[76]

Weitere Studien unterstützen den Zusammenhang zwischen optimaler Hydrierung und schulischen Leistungen. Kinder, welche in der Schule zusätzlich Wasser angeboten bekamen, waren nicht nur leistungsfähiger, sondern fühlten sich durchschnittlich auch besser. Dehydrierung führt also, neben evtl. gesundheitlichen Folgen, auch zu unnötigem Leistungsstress in der Schule.[77]

Wichtig ist, das ist bei allen Studien der Fall, dass reines Wasser und keine Softdrinks, Säfte oder Milch zum Einsatz kommen. Das ist andererseits aber auch der Grund, weshalb das Thema so selten angesprochen wird. Denn große Softdrinkhersteller unterstützen solche Studien natürlich nicht, bzw. haben kein Interesse an der Verbreitung solch einfacher, aber wirkungsvoller Wahrheiten.

Bevor man die Gesundheit seines Kindes mit mittel- bis langfristig gesundheitsschädlichen Medikamenten (wie Ritalin) aufs Spiel setzt, sollte man lieber überprüfen, ob das Kind ausreichend Wasser trinkt. So lässt sich die kognitive Leistung ohne jedes Risiko und faktisch kostenlos (mit Leitungswasser) steigern.

Viele fragen sich jetzt, was ist besser: Tafelwasser aus der Flasche oder einfaches Leitungswasser aus dem Hahn? Das hängt davon ab, wo man lebt. In Deutschland ist das Leitungswasser in fast allen Regionen teurem Tafelwasser vorzuziehen, denn das Risiko einer chemischen oder mikrobiologischen Belastung ist in Leitungswasser durchgängig niedriger als in abgefülltem Wasser.

Sport, Bewegung und Muttermilch

Wie passt Muttermilch und Bewegung zusammen? Kleinkinder trinken Muttermilch und beobachten Sie einfach mal Kleinkinder, welch natürlichen Bewegungsdrang diese haben. Es scheint uns Menschen angeboren zu sein, uns möglichst viel zu bewegen. Deswegen wollen wir die gesundheitlichen Vorzüge, welche uns Bewegung schenkt, genauer untersuchen.

Bewegung ist so essentiell für ein gesundes Leben, dass es als hochriskantes Verhalten (hohes Risiko vorzeitig zu sterben, wie bei Rauchen, Alkoholkonsum oder Fettleibigkeit) eingestuft wird, wenn man nicht täglich zumindest eine Stunde zu Fuß geht.[78] Körperliche Ertüchtigung ist ein wesentlicher Bestandteil guter Gesundheit. Führende Forscher im Bereich Sport und Medizin haben gemeinsam an alle Ärzte eine Empfehlung rausgegeben: Verschreiben Sie ihren Patienten bei jeder Visite Sport und Bewegung.[79] Denn regelmäßige Bewegung führt zu einer bedeutenden Reduzierung der allgemeinen Sterbewahrscheinlichkeit, d.h. Ärzte können die Gesundheit ihrer Patienten verbessern, indem sie einfach Bewegung verschreiben. So kann man die Kosten unseres Gesundheitssystems dramatisch senken und die Vitalität der Bevölkerung steigern.

Sport kann locker mit führenden Medikamenten mithalten und das ohne Risiken und Nebenwirkungen. Experten aus Europa und den USA haben in einer großangelegten Metastudie die Effektivität von Sport/Bewegung und Medikamenten verglichen. Dabei wurden die Ergebnisse von über 300 Studien mit etwa 340.000 Teilnehmern zusammengetragen und verglichen. Egal ob ein Medikament oder Sport verschrieben wird, bei Schlaganfall, Herzkrankheiten und Diabetes laufen beide Behandlungsmethoden fast immer auf das Gleiche hinaus.[80] Die langfristigen Nebeneffekte der Medikamente wurden leider nicht mit denen des Sports verglichen, das hätte die Studie noch gekrönt. Die Zulassung für Medikamente müsste als Voraussetzung haben, dass sie besser wirken müssen als regelmäßige Bewegung, denn dann würden voraussichtlich einige überflüssige Medikamente vom Markt verschwinden.

Wer sich regelmäßig, am besten täglich, körperlich ertüchtigt, hat beste Chancen bei der Prävention einer ganzen Reihe von chronischen Erkrankungen (Herz-Kreislauferkrankungen, Krebs, Diabetes, Bluthochdruck, Fettleibigkeit, Depressionen) und dafür gibt es mittlerweile unbestreitbare, wissenschaftliche Beweise.[81] „Survival of the Fittest" nach Charles Darwin's Evolutionstheorie erfährt hier eine wortwörtliche Bestätigung. Im Vergleich zu Menschen, welche kaum bis gar nicht körperlich aktiv sind, lebt man bei regelmäßiger, sportlicher Aktivität ganze 1 bis 2 Jahre länger und das ohne sonstige Umstellungen im Lebensstil.[82]

Wie viel Sport bzw. Bewegung ist optimal für maximale gesundheitliche Ergebnisse? Im Allgemeinen gilt: umso mehr, umso besser. Zwischen sportlicher Aktivität und dem Gesundheitszustand besteht ein linearer Zusammenhang, jede zusätzliche Fitnessaktivität verbessert den gesundheitlichen Status. Weltweit empfehlen Fachleute und Gesundheitsorganisationen mindestens eine sportliche Aktivität, welche mehr als 1.000 kcal pro Woche verbraucht, und betonen den zusätzlichen Nutzen eines höheren Energieverbrauchs durch noch mehr Sport.[83] Am besten sucht man sich einen Sport, welcher einem Spaß und Freude bereitet, damit man ihn möglichst regelmäßig betreibt.

Fakt ist, dass Sport der Gesundheit gut tut. Doch folgende Frage ist berechtigt: Wie kommt es dann, dass nach extremen körperlichen Belastungen (z.B. Fußball- oder Tennis-Turniere, Marathonläufe, Radrennen) so viele freie Radikale erzeugt werden, dass sogar die DNA einiger Zellen beschädigt werden kann? Das scheint zunächst ein Gegensatz zu sein: einerseits soll Sport gesund sein, andererseits wird die Zellstruktur angegriffen. Die Antwort ist allerdings relativ einfach: sportliche Betätigung an sich ist nicht unbedingt der gesunde Teil, sondern viel mehr die Regenerationsphase nach dem Sport. Nach dem Motto: was uns nicht umbringt, macht uns stärker! Sport stärkt damit unsere Abwehrkräfte gegen freie Radikale.

Wissenschaftliche Studien haben den Grad der DNA-Schädigung vor, direkt nach und eine Woche nach dem Sport untersucht. Eine Woche nach der Belastung war der Grad der DNA-Schädigung sogar eindeutig geringer als vor dem

Sport. Körperliche Belastungen scheinen wie eine Impfung gegen DNA-Schädigungen zu wirken: Erst wird man ein wenig geschwächt und später ist man dafür umso stärker.[84]

„Geben ist des Menschen
beste Medizin.“

Hippokrates

Der Muttermilch Lifestyle

Unwillkürlich denkt man bei Muttermilch an das vitale Leben eines Kleinkindes. Mit unserem Lebensstil können wir massiv unsere Vitalität und deren Dauer beeinflussen, ob positiv oder negativ. Jeder möchte ein möglichst langes und dabei lebenswertes (fitter Körper, fit im Kopf) Leben führen. Die fünf häufigsten Todesursachen in der zivilisierten Welt sind in absteigender Reihenfolge: ungesunde Ernährung, Rauchen, hoher Blutdruck, hoher Body-Mass-Index und keine bis wenig Bewegung/Sport. Offensichtlich spielen die Ernährung und Sport die Hauptrollen im Theater des langen Lebens.

Epidemiologen wissen schon seit langem, dass für die meisten tödlich endenden Krankheiten in der westlichen Welt die Gene nur zu 10 bis 20% verantwortlich sind.[85] Das bedeutet wiederum für uns, dass wir 80 bis 90% mit unserem Lebensstil beeinflussen. Kurz: Wir haben die Macht! Weiter bestätigt wird das durch Migrationsstudien. Von Land zu Land unterscheidet sich z.B. das Risiko von Herz-Kreislauferkrankungen und das Krebsrisiko um das bis zu 100-fache. Wandert man jetzt von einem Land mit geringem Risiko in ein Land mit hohem Risiko aus, gleicht sich fast immer die Krankheitsrate an das neue Land an.[85] Das zeigt deutlich, wie viel Macht im Lebensstil liegt und dass genetische Risikofaktoren zwar da sind, aber welche Auswirkungen sie haben, ist meist „verhandelbar“.

Das eigene Verhalten in Bezug auf die Ernährung, auf Fettleibigkeit, auf Sport und auf Rauchen ist zu 70% für Schlaganfall und Darmkrebs, zu 80% für koronare Herzkrankheiten und sogar zu über 90% für im Erwachsenenalter beginnende Diabetes verantwortlich.[85] Bei den meisten Menschen sind diese weit verbreiteten Krankheiten schlichtweg vermeidbar.

Nur 4 „kleine“ Änderungen im Lebensstil können das Risiko an chronischen Krankheiten zu leiden, um fast 80% senken, was eine Studie an fast 24.000 deutschen Teilnehmern als Ergebnis hatte. Die Änderungen waren niemals zu rauchen, ein Body-Mass-Index (BMI) unter 30 (das ist nicht schwer, 30 ist sogar ein ordentliches Übergewicht), 3.5 Stunden pro Woche oder mehr Sport (das ist gerade mal eine halbe Stunde am Tag!) und eine gesunde Ernährung (hoher Obst-, Gemüse- und Vollkornkonsum, möglichst wenig Fleischkonsum).[86] Jetzt kann man sich vorstellen, was man darüber hinaus noch erreichen kann, wenn man das Ganze weiter optimiert, wie einen BMI im Normalgewichtbereich, täglich eine Stunde Sport oder gänzlicher Verzicht auf Fleischkonsum.

Eine weitere, höchst interessante Studie hat das Thema gesunden Lebensstil und Langlebigkeit konkret auf die möglichen zusätzlichen Lebensjahre untersucht. Wer nicht raucht, selten Alkohol trinkt, sportlich aktiv ist und mindestens fünf Portionen Obst und Gemüse täglich isst, senkt sein Sterberisiko auf den gleichen Wert, wie 14 Jahre jüngere Menschen.[87] So unglaublich das klingen mag, doch wir sind tatsächlich in der Lage unsere chronologische Uhr ganze 14 Jahre mit relativ kleinen Änderungen im Lebensstil zurückzudrehen.

Der Puls spielt eine nicht unwesentliche Rolle beim Thema Uhr und Lebenszeit. Vergleicht man die Anzahl an Herzschlägen pro Leben aller Säugetiere kommt etwas Faszinierendes zu Tage. Alle Säugetiere, ob eine kleine Feldmaus oder ein riesiger Blauwal, haben in etwa die gleiche Anzahl an Herzschlägen pro Leben zur Verfügung. Wenn Sie jetzt denken, Moment mal eine Maus lebt doch knapp zwei Jahre und ein Wal an die 100! Dann haben Sie vollkommen Recht, allerdings schlägt das kleine Herzchen der Maus mit einer extrem hohen Frequenz, nämlich 500 bis 600 mal pro Minute. Beim bis zu 200 Tonnen schweren Blauwal liegt der Puls bei gerade einmal 6 Schlägen pro Minute. Im Durchschnitt hat man als Säugetier etwa eine Milliarde Herzschläge zur Verfügung. Wir Menschen haben in etwa 3 Milliarden Herzschläge im Leben.[88]

Wenn man diese Erkenntnisse hat, muss man sich unweigerlich fragen: Ist es möglich sein Leben zu verlängern, indem man seinen Ruhepuls senkt? Wenn ja, müsste eine Reduzierung des Ruhepulses von 70 auf 60 Schläge pro Minute das Leben theoretisch von 80 auf 93.3 Jahre verlängern.[88] Tatsächlich bestätigen unterschiedliche Studien, dass Menschen mit einem hohen Ruhepuls doppelt so häufig an einem plötzlichen Herzversagen sterben,[89] als Menschen mit einem niedrigen Ruhepuls. Zusammenfassend (12 Studien) kommt man zu folgendem Ergebnis: Ein Ruhepuls von mehr als 65 Schlägen pro Minute fördert eindeutig einen vorzeitigen Tod. Jeweils 10 Herzschläge mehr pro Minute führen zu einem 10 bis 20% höheren Risiko vorzeitig zu sterben. Etwa ein Herzschlag pro Sekunde ist für die Gesundheit optimal. Alles was drüber liegt, ist riskant.[90] Mit einer Uhr und den Fingern am Puls können sie so leicht Ihr Risiko bestimmen. Schlägt Ihr Puls parallel zur Sekunde oder gar etwas langsamer passt alles. Schlägt er schneller sollten Sie etwas dagegen unternehmen.

Selbstverständlich kann man mit Lifestyle-Änderungen effektiv den Puls nach unten bringen. Als erstes denkt man jetzt an Sport, was auch vollkommen richtig ist. Während des Sports ist der Puls zwar eindeutig höher, doch anschließend wird der Ruhepuls mit der Zeit bei regelmäßigem Training niedriger. Wichtig dabei ist am Sport dran zu bleiben, sonst besteht Gefahr, dass der Puls wieder nach oben wandert. Die zweite Möglichkeit – im Idealfall parallel zum Sport – den Puls zu senken läuft über die Ernährung. 190 g Bohnen, Kichererbsen oder Linsen pro Tag konnten in einer Untersuchung nach bereits drei Monaten den Puls genauso senken, wie regelmäßiger Sport.[91] Am meisten kann man profitieren, wenn man Fleisch durch Hülsenfrüchte ersetzt.

Überall auf der Welt, wo es besonders vitale und langlebige Menschen gibt, existiert eine eindeutige Gemeinsamkeit: Die Haupteiweißquelle stellen Hülsenfrüchte dar. So essen die Hundertjährigen im Mittelmeerraum u.a. Kichererbsen, Augenbohnen und Linsen, in Asien u.a. Sojabohnen und in

Mittelamerika (wie Costa Rica) schwarze und rote Bohnen.[92] Diese Menschen scheinen schon seit jeher zu wissen, wie man seinen Puls effektiv senkt. Jedes 20 g zusätzliche Bohnen pro Tag reduziert das Risiko eines vorzeitigen Tods um 8%.[93]

Auch wenn klar ist, dass allein durch eine Änderung des Lebensstils Millionen von Menschenleben jedes Jahr gerettet werden könnten, wenn man Studien, Prozentzahlen und Statistiken hört, klingt das immer sehr unpersönlich. Glücklicherweise hat der Direktor des Forschungszentrums für Prävention der Yale Universität, Dr. David Katz, es geschafft dem Thema ein Gesicht zu verleihen: "(...) vergessen Sie emotionslose Gesundheitsstatistiken, und fragen Sie sich selbst, ob Sie jemanden lieben, der unter einem Herzinfarkt, Schlaganfall, Krebs oder Diabetes gelitten hat.... Stellen Sie sich jetzt ihre Gesichter vor, flüstern Sie ihre Namen. Erinnern Sie sich, wie es sich anfühlte, die schlechten Nachrichten zu erhalten. Und währenddessen stellen Sie sich die Gesichter der anderen Menschen, wie Sie und ich, vor, die an die geliebten Gesichter denken. Jetzt stellen Sie sich vor, wenn 8 von 10 von uns, die wehmütig an die innige Liebe und den Verlust denken, an den persönlichen Schmerz und Kummer, niemals diese entsetzlichen Nachrichten erhalten hätten, weil es nie passiert wäre. Mutter hätte keinen Krebs bekommen; Vater hätte keinen Herzinfarkt gehabt; Großvater hätte keinen Schlaganfall gehabt; Schwester, Bruder, Tante und Onkel hätten keinen Gliedmaßen oder Niere oder die Augen wegen Diabetes verloren. Wir sind alle aufs Engste verbunden, in einem Netzwerk von persönlichen Tragödien, die nie hätten geschehen müssen."[94]

Folgen Sie dem Muttermilch Lifestyle (pflanzenbasierte Ernährung, Vermeidung von tierischen Produkten, ausreichend Wasser trinken, Sport und Bewegung) und gewinnen Sie so einerseits Jahre an Leben und fügen Sie andererseits Leben und Vitalität zu Ihren Jahren!

*„Auch im Genuss soll stets
die Weisheit führen.“*

Voltaire

Wissenschaftliches Quellenverzeichnis:

1. Süddeutsche Magazin 22/2016 Essen & Trinken „Gegessen wird, was aus dem Labor kommt“

2. Amino acid composition of human milk is not unique. **The Journal of Nutrition** 1994 Jul;124(7):1126-32, Davis TA, Nguyen HV, Garcia-Bravo R, Fiorotto ML, Jackson EM, Lewis DS, Lee DR, Reeds PJ

3. Identifying recommended dietary allowances for protein and amino acids: a critique of the 2007 WHO/FAO/UNU report. **The British Journal of Nutrition** 2012 Aug;108 Suppl 2:S3-21, Millward DJ

4. Adverse Effects Associated with Protein Intake above the Recommended Dietary Allowance for Adults. **ISRN Nutrition** Volume 2013 (2013), Article ID 126929, 6 p, Ioannis Delimaris

5. Low protein intake is associated with a major reduction in IGF-1, cancer, and overall mortality in the 65 and younger but not older population. **Cell metabolism** 2014 Mar 4;19(3):407-17, Levine ME, Suarez JA, Brandhorst S, Balasubramanian P, Cheng CW, Madia F, Fontana L, Mirisola MG, Guevara-Aguirre J, Wan J, Passarino G, Kennedy BK, Wei M, Cohen P, Crimmins EM, Longo VD

6. Nutrient profiles of vegetarian and nonvegetarian dietary patterns. **Journal of the Academy of Nutrition and Dietetics** 2013 Dec;113(12):1610-9, Rizzo NS, Jaceldo-Siegl K, Sabate J, Fraser GE

7. The amino acids composition and nutritive value of proteins. V. Amino acid requirements as a pattern for protein evaluation. **The Journal of Nutrition** 1964 Jan;82:88-92, Rama Rao PB, Norton HW, Johnson BC
8. Plant foods have a complete amino acid composition. **Circulation** 2002 Jun 25;105(25):e197, McDougall J
9. Associations of diet with albuminuria and kidney function decline. **Clinical Journal of the American Society of Nephrology** 2010 May;5(5):836-43, Lin J, Hu FB, Curhan GC
10. Association of dietary patterns with albuminuria and kidney function decline in older white women: a subgroup analysis from the Nurses' Health Study. **American Journal of Kidney Diseases** 2011 Feb;57(2):245-54, Lin J, Fung TT, Hu FB, Curhan GC
11. Effect of whole soy and purified isoflavone daidzein on renal function - a 6-month randomized controlled trial in equol-producing postmenopausal women with prehypertension. **Clinical Biochemistry** 2014 Sep;47(13-14):1250-6, Liu ZM, Ho SC, Chen YM, Tang N, Woo J
12. Amino acid sensing in dietary-restriction-mediated longevity: roles of signal-transducing kinases GCN2 and TOR. **The Biochemical Journal** 2013 Jan 1;449(1):1-10, Gallinetti J, Harputlugil E, Mitchell JR
13. Extending healthy life span - from yeast to humans. **Science** 2010 Apr 16;328(5976):321-6, Fontana L, Partridge L, Longo VD
14. Estimated net acid excretion inversely correlates with urine pH in vegans, lacto-ovo vegetarians, and omnivores. **Journal of Renal Nutrition** 2008 Sep;18(5):456-65, Ausman

LM, Oliver LM, Goldin BR, Woods MN, Gorbach SL, Dwyer JT
15. Age and systemic acid-base equilibrium: analysis of published data. **Journals of Gerontology** Series A: Biological Sciences and Medical Sciences 1996 Jan;51(1):B91-9, Frassetto L, Sebastian A
16. Alkaline diets favor lean tissue mass in older adults. **The American Journal of Clinical Nutrition** 2008 Mar;87(3):662-5, Dawson-Hughes B, Harris S, Ceglia L
17. The Associations of Diet with Serum Insulin-like Growth Factor I and Its Main Binding Proteins in 292 Women Meat-Eaters, Vegetarians, and Vegans. **Cancer Epidemiology, Biomarkers & Prevention** 2002 Nov;11(11):1441-8, Allen NE, Appleby PN, Davey GK, Kaaks R, Rinaldi S, Key TJ
18. Changes in prostate gene expression in men undergoing an intensive nutrition and lifestyle intervention. **Proceedings of the National Academy of Sciences** 2008 Jun 17; 105(24): 8369–8374, Ornish D, Magbanua MJ, Weidner G, Weinberg V, Kemp C, Green C, Mattie MD, Marlin R, Simko J, Shinohara K, Haqq CM, Carroll PR
19. Intakes of meat, fish, poultry, and eggs and risk of prostate cancer progression. **The American Journal of Clinical Nutrition** 2010 Mar;91(3):712-21, Richman EL, Stampfer MJ, Paciorek A, Broering JM, Carroll PR, Chan JM
20. Essentials of healthy eating: a guide. **Journal of Midwifery & Women's Health** 2010 Nov-Dec;55(6):492-501, Skerrett PJ, Willett WC
21. Low-Carbohydrate Diets and All-Cause and Cause-Specific Mortality: Two Cohort Studies. **Annals of Internal Medicine** 2010;153(5):289-298, Fung TT, van Dam RM, Hankinson SE, Stampfer M, Willett WC, Hu FB

22. Development of symptomatic cardiovascular disease after self-reported adherence to the Atkins diet. **Journal of the American Dietetic Association** 2009 Jul;109(7):1263-5, Barnett TD, Barnard ND, Radak TL
23. Hyperlipidemia and sexual function in premenopausal women. **The Journal of Sexual Medicine** 2009 Jun;6(6):1696-703, Esposito K, Ciotola M, Maiorino MI, Giugliano F, Autorino R, De Sio M, Cozzolino D, Saccomanno F, Giugliano D
24. The Starch Solution **Rodale** 2012, John A. McDougall, Mary McDougall
25. Stable Isotope and Trace Element Studies on Gladiators and Contemporary Romans from Ephesus (Turkey, 2nd and 3rd Ct. AD) - Implications for Differences in Diet. **PLoS ONE** 2014 9(10): e110489, Lösch S, Moghaddam N, Grossschmidt K, Risser DU, Kanz F
26. Diet and the evolution of human amylase gene copy number variation. **Nature Genetics** 2007 Oct; 39(10): 1256–1260, George H. Perry, Nathaniel J. Dominy, Katrina G. Claw, Arthur S. Lee, Heike Fiegler, Richard Redon, John Werner, Fernando A. Villanea, Joanna L. Mountain, Rajeev Misra, Nigel P. Carter, Charles Lee, Anne C. Stone
27. Starch 'fuel of human evolution' 2007 September auf http://news.bbc.co.uk/2/hi/6983330.stm, **University of California** Santa Cruz
28. Western diet is associated with a smaller hippocampus: a longitudinal investigation **BMC Medicine** 2015; 13: 215, Felice N. Jacka, Nicolas Cherbuin, Kaarin J. Anstey, Perminder Sachdev, and Peter Butterworth
29. Effect of increased consumption of whole-grain foods on blood pressure and other cardiovascular risk markers in

healthy middle-aged persons: a randomized controlled trial. **The American Journal of Clinical Nutrition** 2010 Oct;92(4):733-40, Tighe P, Duthie G, Vaughan N, Brittenden J, Simpson WG, Duthie S, Mutch W, Wahle K, Horgan G, Thies F

30. Use of blood pressure lowering drugs in the prevention of cardiovascular disease: meta-analysis of 147 randomised trials in the context of expectations from prospective epidemiological studies. **The BMJ** 2009 May 19;338:b1665, Law MR, Morris JK, Wald NJ

31. Meta-analysis of the effect of β-glucan intake on blood cholesterol and glucose levels. **Nutrition** 2011 Oct;27(10):1008-16, Tiwari U, Cummins E

32. Avena sativa (Oat), a potential neutraceutical and therapeutic agent: an overview. **Critical Reviews in Food Science and Nutrition** 2013;53(2):126-44, R Singh, S De, A Belkheir

33. Whole grain intake in relation to body weight: From epidemiological evidence to clinical trials. **Nutrition, Metabolism & Cardiovascular Diseases** 2011; 21: 901-908, R. Giacco, G. Della Pepa, D. Luongo, G. Riccardi

34. Nonalcoholic fatty liver disease: an emerging threat to obese and diabetic individuals. **Annals of the New York Academy of Sciences** 2013; 1281: 106–122, H. C. Masuoka and N. Chalasani

35. Oat Prevents Obesity and Abdominal Fat Distribution, and Improves Liver Function in Humans. **Plant Foods for Human Nutrition** 2013; 68:18–23, H. C. Chang, C. N. Huang, D. M. Yeh, S. J. Wang, C. H Peng, C. J. Wang

36. Hunter-gatherer diets-a different perspective. **The American Journal of Clinical Nutrition** 2000 Mar;71(3):665-7, K Milton

37. Back to basics: why foods of wild primates have relevance for modern human health. **Nutrition** 2000 Jul-Aug;16(7-8):480-3, K Milton
38. We think we are one, we act as if we are one, but we are not one. **American Journal of Cardiololgy** 1990 Oct 1;66(10):896, W C Roberts
39. Paleolithic diets: a sceptical view. **Nutrition Bulletin** 25.1 (2000) 43-47, M Nestle
40. The Cause of Atherosclerosis. **Nutrition in Clinical Practice** October 2008 vol. 23 no. 5 464-467, W C Roberts
41. Dietary fats and the risk of incident Alzheimer disease. **Archives of Neurology** 2003 Feb;60(2):194-200, Morris MC, Evans DA, Bienias JL, Tangney CC, Bennett DA, Aggarwal N, Schneider J, Wilson RS
42. Fatty acids and glucolipotoxicity in the pathogenesis of Type 2 diabetes. **Biochemical Society Transactions** 2008 Jun;36(Pt 3):348-52, M Cnop
43. Power Foods for the brain. **Grand Central Life & Style** 02/2013, Neal D. Barnard, MD
44. Cognitive decline and fatty acid composition of erythrocyte membranes--The EVA Study. **The American Journal of clinical nutrition** 2003 Apr;77(4):803-8, Heude B, Ducimetière P, Berr C; EVA Study
45. Ten years of life: it is a matter of Choice? **Archives of Internal Medicine** 2001;161(13):1645-1652, Fraser G., Shavlik D.
46. Primary prevention of cardiovascular disease with a Mediterranean diet. **The New England Journal of Medicine** 2013;368(14):1279-1290, Estruch R., Ros E., Salas-Salvadó J., et al.

47. Nut consumption, weight gain and obesity: Epidemiological evidence. **Nutrition, Metabolism and Cardiovascular Diseases** 2011;21(1):40-45, Martínez-González M., Bes-Rastrollo M.
48. The effect of a calorie controlled diet containing walnuts on substrate oxidation during 8-hours in a room calorimeter. **Journal of the American College of Nutrition** 2009;28(5):611-617, Tapsell L., Batterham M., Tan S., Warensjö E.
49. Walnut Consumption increases satiation but has no effect on insulin resistance or the metabolic profile over a 4-day period. **Obesity** (Silver Spring) 2010;18(6):1176-1182, Brennan A., Sweeney L., Liu X., Mantzoros C.
50. Intake of fiber and nuts during adolescence and incidence of proliferative benign breast disease. **Cancer Causes & Control** 2010;21(7):1033-1046, Su X., Tamimi R., Collins L., Baer H., Cho E., Sampson L., Willett W., et al.
51. Nuts and cancer: where are we now? **The Lancet Oncology** 2013;14(12):1161-1162, Papanastasopoulos P., Stebbing J.
52. Antioxidant and antiproliferative activities of common edible nut seeds. **Lebensmittel-Wissenschaft & Technologie** 2009;42(1):1-8, Yang J., Hai Lui R., Halim L.
53. Mechanistic Examination of Walnuts in Prevention of Breast Cancer. **Nutrition and Cancer** 2012;64(7):1078-1086, Vanden Heuvel J., Belda B., Hannon D., et al.
54. Angina pectoris induced by fat ingestion in patients with coronary artery disease; ballistocardiographic and electrocardiographic findings. **The Journal of the American Medical Association** 1955 Jul 23;158(12):1008-13, PT Kuo, CR Joyner Jr.

55. Sulforaphane, a dietary component of broccoli/broccoli sprouts, inhibits breast cancer stem cells. **Clinical Cancer Research** 2010 May 1;16(9):2580-90, Li Y, Zhang T, Korkaya H, Liu S, Lee HF, Newman B, Yu Y, Clouthier SG, Schwartz SJ, Wicha MS, Sun D

56. Vegetable and fruit intake after diagnosis and risk of prostate cancer progression. **International Journal of Cancer** 2012 Jul 1;131(1):201-10, Richman EL, Carroll PR, Chan JM

57. Sulforaphane treatment of autism spectrum disorder (ASD) **Proceedings of the National Academy of Sciences** 2014 vol. 111 no. 43, 15550-5, Kanwaljit Singh, Susan L. Connors, Eric A. Macklin, Kirby D. Smith, Jed W. Fahey, Paul Talalay, Andrew W. Zimmerman

58. Fruit and vegetable intake in relation to risk of ischemic stroke. **JAMA** 1999 Oct 6;282(13):1233-9, Joshipura KJ, Ascherio A, Manson JE, Stampfer MJ, Rimm EB, Speizer FE, Hennekens CH, Spiegelman D, Willett WC

59. The effect of fruit and vegetable intake on risk for coronary heart disease. **Annals of Internal Medicine** 2001 Jun 19;134(12):1106-14, Joshipura KJ, Hu FB, Manson JE, Stampfer MJ, Rimm EB, Speizer FE, Colditz G, Ascherio A, Rosner B, Spiegelman D, Willett WC

60. Healthy lifestyle and preventable death: findings from the Japan Collaborative Cohort (JACC) Study. **Preventive Medicine** 2009 May;48(5):486-92, Tamakoshi A, Tamakoshi K, Lin Y, Yagyu K, Kikuchi S; JACC Study Group

61. Antiproliferative and antioxidant activities of common vegetables: a comparative study. **Food Chemistry** 2009;112:374-380, Boivin D., Lamy S., Lord-Dufour S., et al.

62. Trial of garlic as an adjunct therapy for multidrug resistant Pseudomonas aeruginosa pneumonia in a critically ill infant. **Journal of Alternative and Complementary Medicine** 2011;17(4):379-380, Yalindag-Ozturk N., Ozadamar M., Cengiz P.
63. Dr. David W. Kraus, associate professor of environmental science and biology at the **University of Alabama**, in The New York Times 2007;10(15): Unlocking the benefits of Garlic by Tara Parker-Pope
64. Antimicrobial effect of diallyl sulphide on Campylobacter jejuni biofilms. **Journal of Antimicrobial Chemotherapy** 2012;67(8):1915-1926, Lu X., Samuelson D., Rasco B., Konkel M.
65. Treatment of the common cold in children and adults. **American Family Physician** 2012;86(2):153-159, Fashner J., Ericson K., Werner S., et al.
66. Flavonoid intake and cardiovascular disease mortality in a prospective cohort of US adults. **American Journal of Clinical Nutrition** 2012;95(2):454-464, McCullough M., Peterson J., Patel R., Jacques P., Shah R., Dwyer J.
67. The total antioxidant content of more than 3100 foods, beverages, spices, herbs and supplements used worldwide. **Nutrition Journal** 2010;9:3, Carlsen M., Halvorsen B., Holte K., et al.
68. Differences in antioxidant levels of fresh, frozen and freeze-dried strawberries and strawberry jam. **International Journal of Food Sciences and Nutrition** 2010;61(8):759-769, Marques K., Renfroe M., Brevard P., Lee R., Gloeckner J.
69. Effect of freezing and storage on the phenolics, ellagitannins, flavonoids, and antioxidant capacity of red

raspberries. **Journal of Agricultural and Food Chemistry** 2002;50(18):5197-5201, Mullen W., Steward A., Lean M., Gardner P., Duthie G., Crozier A.
70. Cranberry and blueberry: evidence for protective effects against cancer and vascular diseases. **Molecular Nutrition & Food Research** 2007;51(6):652-664, Neto C.
71. Blueberry supplementation enhances signaling and prevents behavioral deficits in an Alzheimer disease model. **Nutritional Neuroscience** 2003;6(3):153-162, Joseph J., Denisova N., Arendash G., et al.
72. Dietary flavonoid intakes and risk of type 2 diabetes in US men and women. **The American Journal of Clinical Nutrition** 2012;95(4):925-933, Wedick M., Pan A., Cassidy A., et al.
73. Industrial, not fruit fructose intake is associated with the severity of liver fibrosis in genotype 1 chronic hepatitis C patients. **Journal of Hepatology** 2013;59(6):1169-1176, Petta S., Marchesini G., Caracausi L., et al.
74. Hydration and health: a review. **Nutrition Bulletin** 2010; 35:3–25, B Benelam, L Wyness
75. Nutrient beverages for exercise and sport. In: Wolinsky I, Hickson JF, eds. **Nutrition in Exercise and Sport** 3rd ed. London: CRC Press; 1998, Puhl SM, Buskirk ER
76. Should children drink more water?: the effects of drinking water on cognition in children. **Appetite Journal** 2009 Jun;52(3):776-9, Edmonds CJ, Burford D
77. Effects of drinking supplementary water at school on cognitive performance in children. **Appetite Journal** 2012 Dec;59(3):730-7, Fadda R, Rapinett G, Grathwohl D, Parisi M, Fanari R, Calò CM, Schmitt J

78. Health practices and mortality in Japan: combined effects of smoking, drinking, walking and body mass index in the Miyagi Cohort Study. **Journal of Epidemiology** 2004 Feb;14 Suppl 1:S39-45, Tsubono Y, Koizumi Y, Nakaya N, Fujita K, Takahashi H, Hozawa A, Suzuki Y, Kuriyama S, Tsuji I, Fukao A, Hisamichi S
79. A guide to exercise prescription. **Primary Care** 2013 Dec;40(4):801-20, Crookham J
80. Comparative effectiveness of exercise and drug interventions on mortality outcomes: metaepidemiological study. **BMJ** 2013 Oct 1;347:f5577, Naci H, Ioannidis JP
81. Health benefits of physical activity. **CMAJ** 2006 Sep 26;175(7):776-7, Chauhan R, Singh AK, Chauhan P
82. Exercise and longevity. **Maturitas** 2012 73(4):312 – 317, V Gremeaux, M Gayda, R Lepers, P Sosner, M Juneau, A Nigam
83. Health benefits of physical activity: The evidence. **CMAJ** 2006 174(6):801 – 809, D E R Warburton, C W Nicol, S S D Bredin
84. Endurance exercise results in DNA damage as detected by the comet assay. **Free Radical Biology and Medicine** 2004 Apr 15;36(8):966-75, Mastaloudis A, Yu TW, O'Donnell RP, Frei B, Dashwood RH, Traber MG
85. Balancing life-style and genomics research for disease prevention. **Science** 2002 296(5568):695 – 698, W C Willett
86. Healthy living is the best revenge: Findings from the European Prospective Investigation Into Cancer and Nutrition-Potsdam study. **Archives of Internal Medicine** 2009 169(15):1355 – 1362, E S Ford, M M Bergmann, J Kröger, A Schienkiewitz, C Weikert, H Boeing

87. Combined impact of health behaviours and mortality in men and women: The EPIC-Norfolk prospective population study. **PLoS Med.** 2008 5(1):e12, K T Khaw, N Wareham, S.Bingham, A Welch, R Luben, N Day
88. Rest heart rate and life expectancy. Journal of the American **College of Cardiology** 1997 Oct;30(4):1104-6, H J Levine
89. Resting heart rate and risk of sudden cardiac death in the general population: influence of left ventricular systolic dysfunction and heart rate-modulating drugs. **Heart Rhythm** 2013 Aug;10(8):1153-8, C Teodorescu, K Reinier, A Uy-Evanado, K Gunson, J Jui, S S Chugh
90. The association between resting heart rate, cardiovascular disease and mortality: evidence from 112,680 men and women in 12 cohorts. **European Journal of Preventive Cardiology** 2014 Jun;21(6):719-26, M Woodward, R Webster, Y Murakami, F Barzi, T H Lam, X Fang, I Suh, G D Batty, R Huxley, A Rodgers; from the Asia Pacific Cohort Studies Collaboration
91. Effect of legumes as part of a low glycemic index diet on glycemic control and cardiovascular risk factors in type 2 diabetes mellitus: a randomized controlled trial. **Archives of Internal Medicine** 2012 Nov 26;172(21):1653-60, D J Jenkins, C W Kendall, L S Augustin, S Mitchell, S Sahye-Pudaruth, S Blanco Mejia, L Chiavaroli, A Mirrahimi, C Ireland, B Bashyam, E Vidgen, R J de Souza, J L Sievenpiper, J Coveney, L A Leiter, R G Josse
92. More Time on Earth - Die Geheimnisse der vitalen Hundertjährigen unserer Zeit. 2015, Philipp H. Graff
93. Legumes: the most important dietary predictor of survival in older people of different ethnicities. **Asia Pacific**

Journal of Clinical Nutrition 2004;13(2):217-220, Darmadi-Blackberry I., Wahlqvist M., Kouris-Blazos A., et al.
94. Facing the facelessness of public health: what's the public got to do with it? **American Journal of Health Promotion** 2011 Jul-Aug;25(6):361-2, Katz DL

„Beim Lesen lässt sich vortrefflich denken.“

Leo Tolstoi

Leben ohne Herzinfarkt-Risiko:

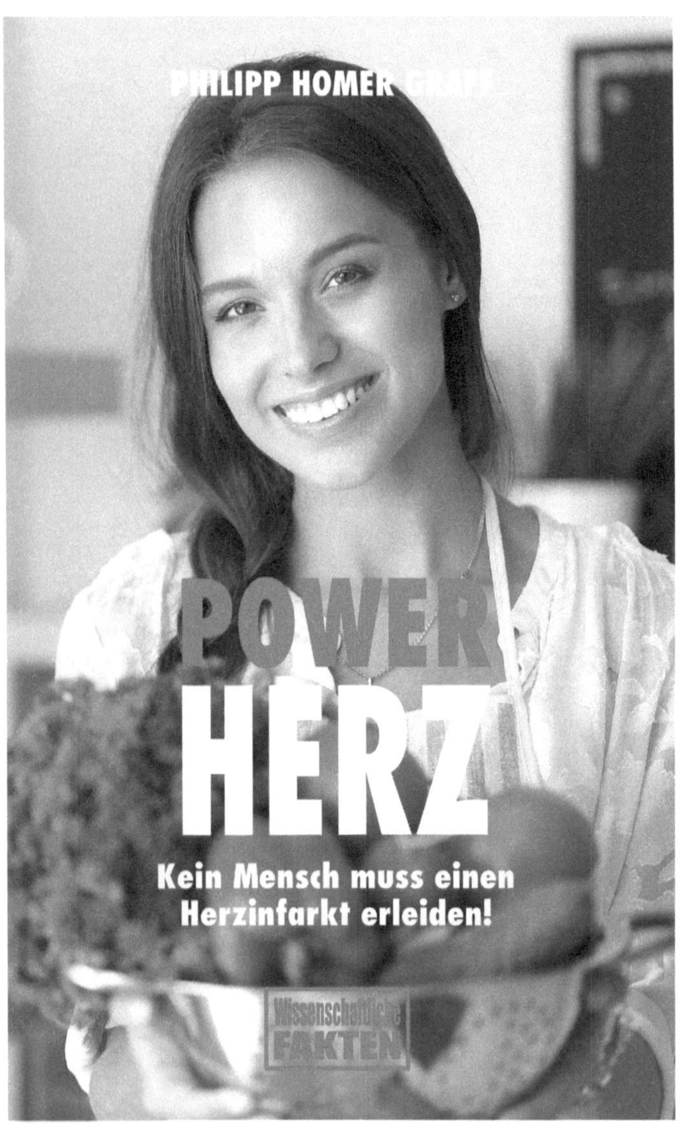

Von der Silber- zur Goldmedaille mit der Kraft der Natur:

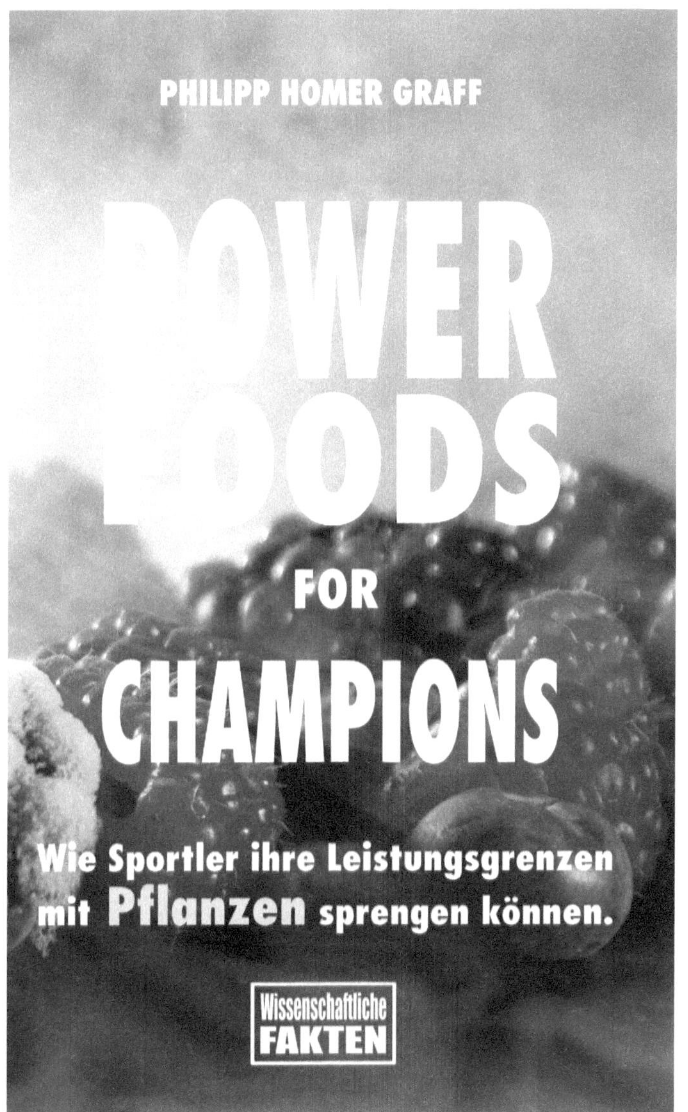

Wie Sie Ihren Körper effektiv mit Lebensmitteln schützen:

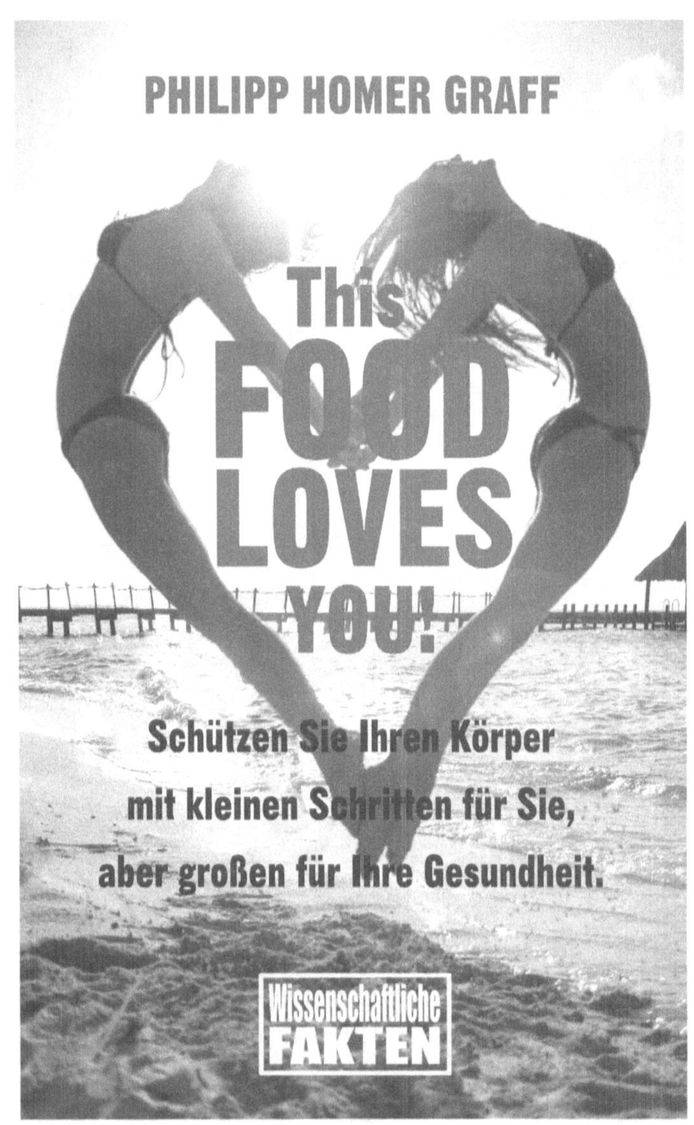

Die Ernährung der Eliteathleten:

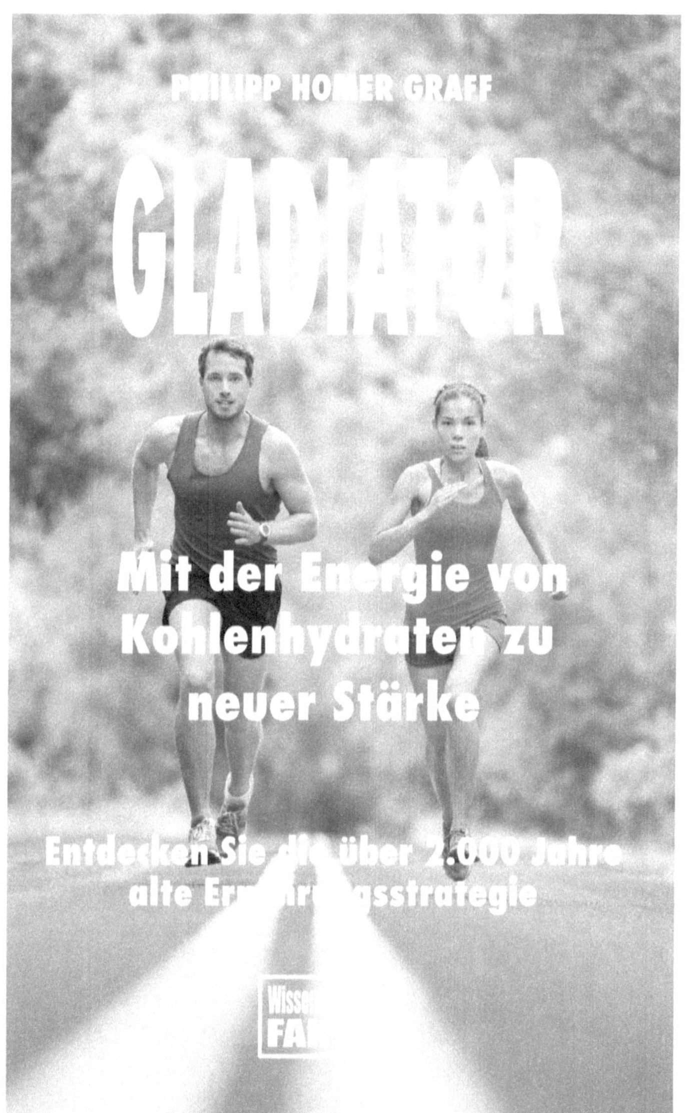

Musik und ihre heilende Wirkung:

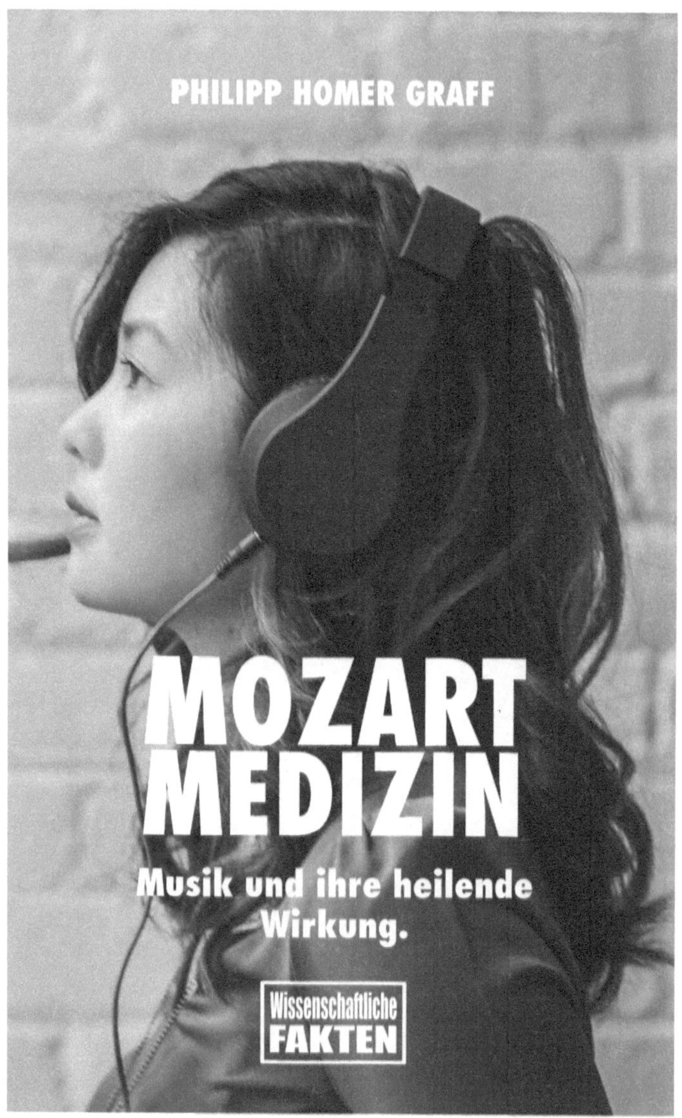

Gesund mit einer starken Darmflora:

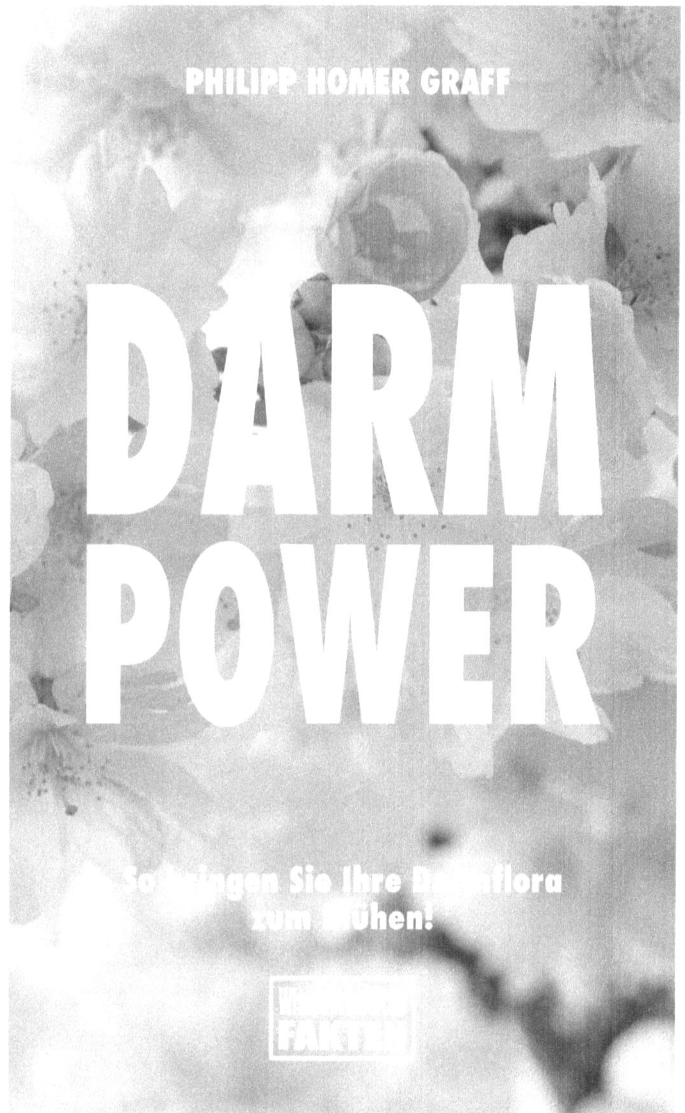

Schritt für Schritt zum Idealgewicht:

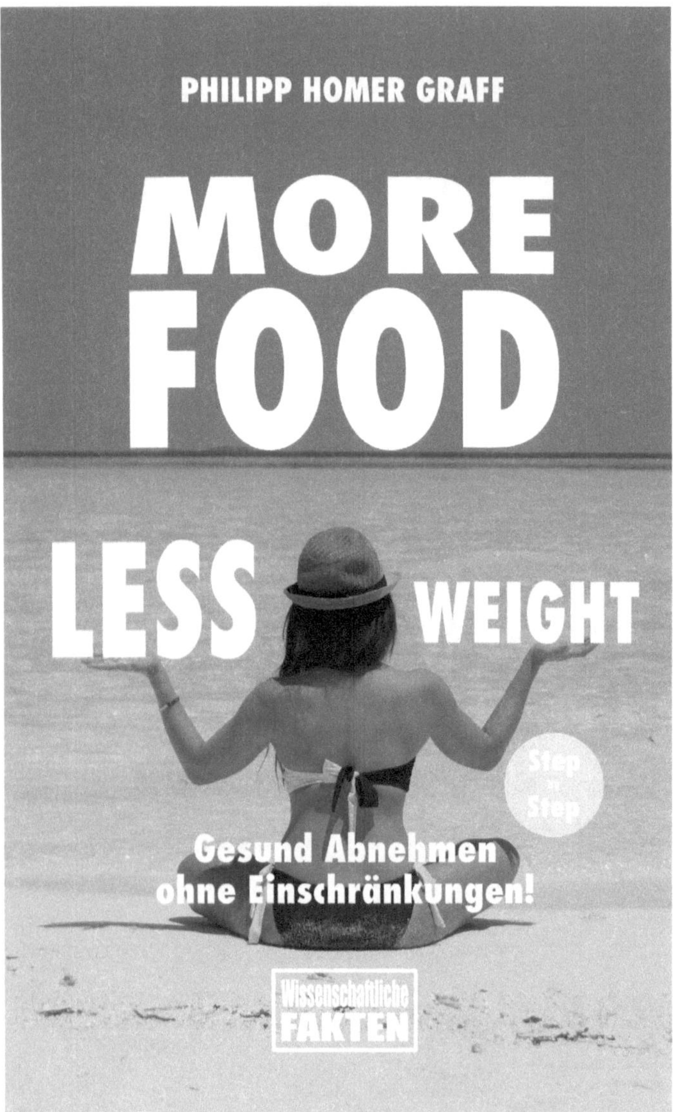

www.ingramcontent.com/pod-product-compliance
Lightning Source LLC
Chambersburg PA
CBHW031416250726
48656CB00002B/705